Operationen am Herzen

K. Bauer J. Ennker **AORTENCHIRURGIE**
Ein Patientenratgeber

Operationen am Herzen

Kerstin Bauer   Jürgen Ennker

AORTENCHIRURGIE

EIN PATIENTENRATGEBER

Zweite, aktualisierte Auflage,
mit 40 überwiegend 2-farbigen Abbildungen
in 68 Einzeldarstellungen

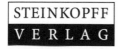

STEINKOPFF
VERLAG

Dr. med. KERSTIN BAUER
Priv.-Doz. Dr. med. JÜRGEN ENNKER
Herzzentrum Lahr/Baden
77933 Lahr

ISBN 978-3-7985-1847-6 Steinkopff Verlag

Bibliografische Information Der Deutschen Nationalbibliothek
Die Deutsche Nationalbibliothek verzeichnet diese Publikation in der Deutschen
Nationalbibliografie; detaillierte bibliografische Daten sind im Internet über
http://dnb.d-nb.de abrufbar.

Steinkopff Verlag
ein Unternehmen von Springer Science + Business Media

www.steinkopff.com

© Steinkopff Verlag 2003, 2008
  Printed in Germany

Redaktion: Dr. Annette Gasser   Herstellung: K. Schwind
Zeichnungen: Regine Gattung-Petith, Edingen-Neckarhausen
Umschlaggestaltung: Erich Kirchner, Heidelberg
Satz: K+V Fotosatz GmbH, Beerfelden

SPIN 12510771   85/7231-5 4 3 2 1 0 – Gedruckt auf säurefreiem Papier

Vorwort zur 1. Auflage

Mit der hier vorgelegten „Aortenchirurgie" haben wir nach den „Herzkranzgefäßen" und der „Herzklappenchirurgie" nunmehr das dritte Thema in unserer Reihe „Operationen am Herzen" erarbeitet. Hinsichtlich ihres Vorkommens treten die Aortenerkrankungen zwar innerhalb der Herz-Kreislauf-Erkrankungen hinter der koronaren Herzerkrankung und den Herzklappenerkrankungen deutlich zurück. Aufgrund ihres plötzlichen Auftretens stellen sie aber oft eine dramatische, lebensbedrohliche Situation für die betroffenen Personen dar.

Noch im 19. Jahrhundert versuchte man, Aortenaneurysmen, also Erweiterungen der Hauptschlagader, durch eine mit Hilfe von Fremdkörpern induzierte Gerinnselbildung zu heilen. Nachdem Fortschritte in der Gefäßchirurgie in der Zwischenzeit die Grundlagen geschaffen hatten, begann die Erfolgsgeschichte der modernen Chirurgie der Bauch- und Brustaorta erst in den fünfziger Jahren des letzten Jahrhunderts. So wurde 1951 durch Dubost in Frankreich erstmals erfolgreich der Ersatz einer erweiterten Bauchaorta durchgeführt. 1953 dann erfolgte durch DeBakey und Cooley in Houston, Texas, die Entfernung einer erweiterten Brustaorta. Die Entwicklung der Chirurgie der Brustaorta in Deutschland ist primär mit dem Namen Borst verbunden, der 1963 erstmals bei Unterkühlung des Patienten im Kreislaufstillstand über einen seitlichen Operationszugang einen partiellen Aortenbogenersatz vornahm. Mit seiner weltweit anerkannten Entwicklung der so genannten Elefantenrüsseltechnik vereinfachte er später die Chirurgie des Aortenbogens sowie der absteigenden Brustaorta.

Während Erweiterungen der Brustaorta noch vor wenigen Jahren vornehmlich operativ angegangen wurden, so werden heutzutage zunehmend Endoprothesen erfolgreich eingesetzt, was auf minimal-invasivem Wege ohne Eröffnung des Brustkorbs vor sich geht. Dies gilt insbesondere für traumatische Aortenrisse sowie für Erweiterungen und akute Spaltungen der Gefäßwand im Bereich der absteigenden Aorta.

Die modernen diagnostischen Verfahren, die Echokardiographie, die Computertomographie und hier insbesondere Kernspintomographie, haben die früher eingesetzte Angiographie weitestgehend verdrängt, so dass oft schon frühzeitig, d. h. vor gravierenden Folgen wie lebensbedrohlichen Blutungen aufgrund eines Aortenrisses, therapeutische Konsequenzen umgesetzt werden können.

Vorbeugende Operationen spielen insbesondere beim Marfan-Syndrom eine große Rolle, sofern dies frühzeitig diagnostiziert wird. Die Zeiten, in denen ca. 50% der betroffenen Patienten vor Erreichen des 32. Lebensjahres verstarben, sind durch die Entwicklung der modernen Aortenchirurgie Geschichte.

Während der Anfangszeit der Chirurgie der Brustaorta waren operative Eingriffe mit einem erheblichen Risiko verbunden. Demgegenüber ist heutzutage aufgrund einer Vielzahl von Fortschritten auf dem Gebiet der chirurgischen endoprothetischen Vorgehensweise, durch einen verbesserten Schutz des Herzens wie auch des Gehirns, aber auch durch Weiterentwicklung der Anästhesiologie das operative Risiko beim frühzeitigen Vorgehen erheblich gesenkt. So wird z. B. ein geplanter Eingriff an der aufsteigenden Aorta mit einer Sterblichkeit von nur wenigen Prozent routinemäßig durchgeführt. Anders sieht es bei einer Notfalloperation aus. Hier sind im Allgemeinen die Sterblichkeiten deutlich höher.

Insbesondere aus diesem Grund ist es erforderlich, dass Erkrankte rechtzeitig das auf diesem Gebiet bestehende Behandlungsangebot nutzen und nicht in Unkenntnis der oft günstigen Ergebnisse ein vorbeugendes Vorgehen verzögern. Hier gilt es durch verstärkte Aufklärung und Information über die modernen Behandlungsstrategien aortaler Erkrankungen Abhilfe zu schaffen. Modernen, operativen wie auch minimal-invasiven, d. h. endoprothetischen Verfahren kommen zur Behandlung von Aortenerkrankungen eine große Bedeutung zu. Das vorgelegte Buch soll den durch eine Aortenerkrankung Betroffenen Sorgen und Angst vor einem therapeutischen Eingriff nehmen.

Herzzentrum Lahr/Baden,   JÜRGEN ENNKER
im Januar 2003

Inhaltsverzeichnis

Zur Biologie des Herzens und der Aorta

Die Aorta, die Hauptschlagader des Körpers, spielt eine zentrale Rolle für die Blutversorgung. Sie ist sozusagen die Hauptpipeline, die das sauerstoff- und nährstoffreiche Blut verteilt. Wie der Stamm eines Baumes teilt sie sich in große und dann immer kleiner werdende Äste um Organe und Gewebe mit Blut zu versorgen.

Da die Aorta direkt aus dem Herzen entspringt und auch Herzkrankheiten im Zusammenhang mit Erkrankungen der Aorta stehen können, wird hier auch etwas ausführlicher auf die Biologie des Herzens eingegangen.

Wo befindet sich unser Herz?

Das Herz liegt etwa in der Mitte des Brustkorbes. Man bezeichnet diesen Raum auch als *Mediastinum*. Stellt man sich das Herz vereinfacht als Dreieck vor, dann befinden sich zwei der drei Eckpunkte in der Mitte des Brustkorbes. Die dritte Ecke, die Herzspitze, ist nach links verlagert und endet auf Höhe der linken Brustwarze (Abb. 1).

Das Herz ist von einer dünnen Haut eingehüllt, dem Herzbeutel (*Perikard*). Zwischen dem Herzen und dieser Hülle befindet sich ein kleiner Flüssigkeitsraum, der ein reibungsloses Bewegen bei jedem Herzschlag ermöglicht. Des Weiteren ist das Herz von der rechten und linken Lunge sowie dem Brustkorb umgeben. Die vordere Begrenzung ist das Brustbein (*Sternum*), die untere das

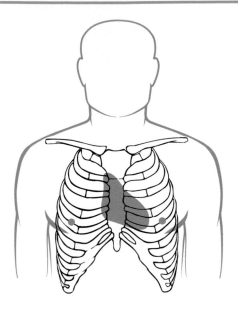

Abb. 1. Lage des Herzens im Brustkorb

Zwerchfell, und hinten grenzen die Luftröhre, die Speiseröhre sowie die großen Gefäße an (Abb. 2).

Wie ist unser Herz aufgebaut? Welche Funktion hat es?

Die durchschnittliche Herzgröße entspricht in etwa der Größe einer Faust. Das gesunde Herz wiegt bei einem Mann circa 300 g, bei einer Frau circa 260 g. Das Herz ist ein Hohlmuskel. Den Herzmuskel bezeichnet man als *Myokard*, dabei steht *„myo"* für die Muskulatur und *„kard"* für das Herz.

Die Herzscheidewände teilen das Herz in eine rechte und eine linke Herzhälfte. Jede Herzhälfte besitzt zwei Kammern: einen Vorhof (Vorkammer oder *Atrium*) und eine Hauptkammer (*Ventrikel*). Die Vorhöfe dienen als Sammelstelle für Blut, das aus dem Körper zurück zum Herzen kommt (Abb. 3). Von dort aus gelangt das Blut in die Hauptkammern, die Hauptpumpen des Herzens. Das Herz ist somit die Pumpstation unseres Kreislaufs, der aus ei-

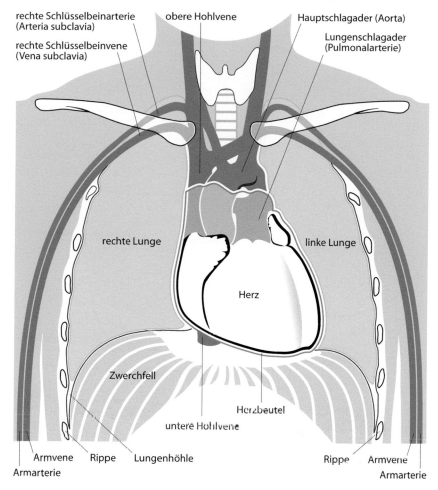

rechte Schlüsselbeinarterie
(Arteria subclavia)

rechte Schlüsselbeinvene
(Vena subclavia)

obere Hohlvene

Hauptschlagader (Aorta)

Lungenschlagader
(Pulmonalarterie)

rechte Lunge

linke Lunge

Herz

Zwerchfell

Herzbeutel

untere Hohlvene

Armvene   Rippe   Lungenhöhle

Armarterie

Rippe   Armvene

Armarterie

Abb. 2. Das Herz umgebende Strukturen

nem Netzwerk von Schlagadern (Arterien), Venen und Kapillaren aufgebaut ist. *Arterien* sind Blutgefäße, die vom Herzen wegführen; *Venen* sind Gefäße, die Blut zum Herzen zurückbringen. *Kapillaren* sind Endausläufer der Arterien, auf deren Ebene der Sauerstoff- und Nährstoffaustausch in die Organe und Gewebe stattfindet.

Das Herz hält die Blutzirkulation im Körper aufrecht, so dass die Organe und Gewebe ausreichend mit sauerstoff- und nährstoffreichem Blut versorgt werden. Dabei wird die Pumpleistung

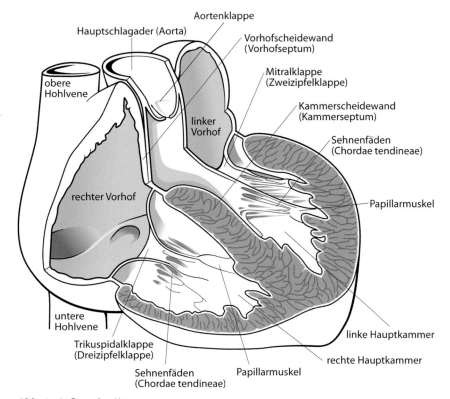

Abb. 3. Aufbau des Herzens

des Herzens den Stoffwechselbedürfnissen der Körpergewebe und -organe angepasst.

Der Fachbegriff für das Zusammenziehen (*Kontraktion*) des Herzens ist *Systole*, der für die Muskelerschlaffung *Diastole* (Abb. 4). Diese Begriffe haben Sie bestimmt schon im Zusammenhang mit der Blutdruckmessung gehört. Dabei wird immer ein oberer, der systolische, und ein unterer, der diastolische Wert angegeben. Diese Messwerte entsprechen dem Druck in den zentralen Körperarterien entsprechend der Kontraktion (Systole) und Erschlaffung (Diastole) des Herzens.

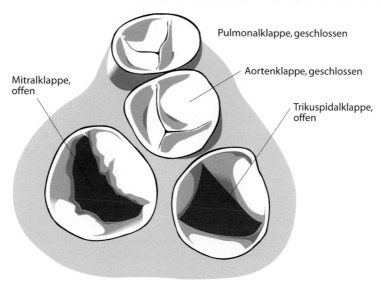

Pulmonalklappe, geschlossen

Aortenklappe, geschlossen

Mitralklappe,
offen

Trikuspidalklappe,
offen

Abb. 4 a. Diastole, Erschlaffungsphase des Herzens

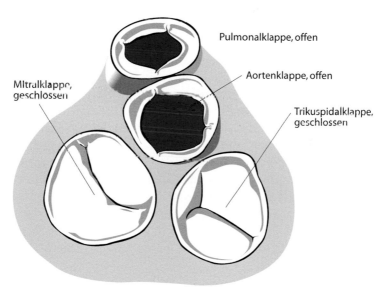

Pulmonalklappe, offen

Aortenklappe, offen

Mitralklappe,
geschlossen

Trikuspidalklappe,
geschlossen

Abb. 4 b. Systole, Kontraktionsphase des Herzens

■ Welche Funktion haben die Herzklappen?

Damit das Blut effizient befördert wird, verfügt das Herz über vier Herzklappen. Die Herzklappen stellen ausgesprochen feine Strukturen dar, die jedoch eine sehr effektive Ventilfunktion haben. Sie bestehen aus Innenhaut (*Endokard*). Dies ist eine zarte Haut, die das Innere des Herzens auskleidet.

Die Herzklappen öffnen und schließen sich im Wechsel, so dass das Blut bei jeder Kompression des Systems nur in eine Richtung fließen kann. Die Herzklappen sind nach ihrem Aussehen benannt. So unterscheidet man zwischen *Segel-* und *Taschenklappen*. Auf jeder Herzseite wird der Vorhof durch eine Segelklappe von der Hauptkammer getrennt. Im linken Herzen bezeichnet man diese als *Mitralklappe* (*Zweizipfelklappe*) und im rechten Herzen als *Trikuspidalklappe* (*Dreizipfelklappe*). Die Mitralklappe besteht wie der Name „Zweizipfelklappe" schon vermuten lässt, aus zwei Klappensegeln. Die Trikuspidalklappe besteht entsprechend aus drei Klappensegeln. Während der Kontraktionsphase des Herzens (Systole) führt der Druckanstieg in den Herzhöhlen zum Schluss der Segelklappen.

Am Übergang zwischen dem Ausflusstrakt der Hauptkammern und den großen Körperschlagadern befinden sich Taschenklappen. Bei der rechten handelt es sich um die *Pulmonalklappe* und bei der linken um die *Aortenklappe*. Wenn sich die Segelklappen öffnen, fließt das Blut aus den Vorhöfen in die Hauptkammern. Die Taschenklappen sind dabei geschlossen. Sie verhindern ein Zurückfließen des Blutes aus den großen Schlagadern in das Herz. Diese Erschlaffungsphase des Herzens bezeichnet man als *Diastole* (Abb. 4a). Bei der Kontraktion der Hauptkammern (*Systole*) schließen sich die Segelklappen wieder und verhindern dadurch ein Rückfließen des Blutes in die Vorhöfe. Die Taschenklappen öffnen sich, das Blut wird in den Blutkreislauf ausgeworfen (Abb. 4b).

Welche Reise macht das Blut durch das Herz und den Körper?

Vereinfacht lässt sich der menschliche Kreislauf in einen großen, den *Körperkreislauf*, und einen kleinen, den *Lungenkreislauf*, unterteilen. Für den großen Kreislauf ist das linke Herz verantwortlich (Abb. 5). Es pumpt das sauerstoffreiche Blut zu den Organen. Das Blut kommt sauerstoffarm sowie kohlendioxidreich wieder zum rechten Herzen zurück. Das rechte Herz, verantwortlich für den Lungenkreislauf, befördert das Blut in die Lunge. Dort wird Kohlendioxid abgegeben und Sauerstoff aufgenommen. Danach gelangt das Blut zum linken Herzen. Ein neuer Zyklus kann beginnen. Das Herz ist demnach eine Pumpstation, die den großen und den kleinen Kreislauf miteinander verbindet.

Starten wir mit unserer Reise in der linken Hauptkammer. Dort wird das mit Sauerstoff beladene Blut durch das Zusammenziehen (Kontraktion) der linken Hauptkammer in die Hauptschlagader, die *Aorta*, ausgeworfen. Dabei schließt sich die Mitralklappe, und die Aortenklappe öffnet sich.

Die linke Hauptkammer ist der Hauptmotor, denn sie muss das Blut durch den großen Kreislauf, den Körperkreislauf, pumpen. Der Druck, der dabei auf das Blut ausgeübt wird, überträgt sich wellenförmig auf das arterielle Gefäßsystem und entspricht dem Blutdruck, den wir mittels einer Druckmanschette messen können. Die linke Hauptkammer leistet mehr Arbeit als die rechte, die das Blut nur durch den kleinen Kreislauf, den Lungenkreislauf, befördern muss. So ist es nicht verwunderlich, dass die linke Hauptkammer wesentlich mehr Muskelmasse aufweist als die rechte.

Die Aorta kann als der Stamm eines Baumes angesehen werden, der sich in große und dann immer kleiner werdende Äste aufteilt, um die Organe und Gewebe mit Blut zu versorgen. Das sauerstoffreiche Blut in der Aorta gelangt auf diese Weise zu seinen Zielorganen, wo die Arterienzweige so klein werden, dass man sie nicht mehr mit dem bloßen Auge erkennen kann. Diese kleinsten Blutgefäße werden Kapillaren genannt (s. o.). Die Kapillaren stehen mit dem Gewebe in direktem Kontakt. Hier findet

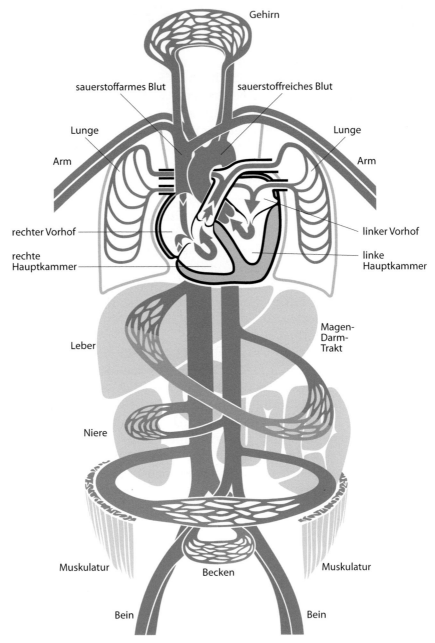

Abb. 5. Körper- und Lungenkreislauf

die Abgabe des Sauerstoffs und der Nährstoffe aus dem Blut statt. Anschließend nimmt das Blut Kohlendioxid und Stoffwechselabfälle auf. Danach fließt das Blut über kleinste Venen, die sich in immer größer werdenden Venen sammeln, zurück zum Herzen. Kurz vor dem rechten Vorhof sind aus der Vereinigung der Venen zwei große Venen (*Hohlvenen*) entstanden, die direkt in den rechten Vorhof münden. Eine Hohlvene tritt von oben („*Vena cava superior*") und eine von unten („*Vena cava inferior*") in den rechten Vorhof ein. Der rechte Vorhof sammelt somit das sauerstoffarme Blut, das aus dem großen Kreislauf zurück zum Herzen fließt. Ist der Vorhof gefüllt, zieht er sich zusammen und presst das Blut durch die Trikuspidalklappe in die rechte Hauptkammer. Etwa eine fünftel Sekunde später kontrahiert der rechte Ventrikel und wirft das Blut in die große Lungenschlagader (*Pulmonalarterie*, „pulmo" = Lunge) aus. Zu diesem Zeitpunkt schließt sich die Trikuspidalklappe, und die Pulmonalklappe öffnet sich. Das Blut nimmt jetzt seinen Weg über die Lungenarterien in die Lungenkapillaren, um dort Kohlendioxid abzugeben und Sauerstoff aufzunehmen. Anschließend fließt das Blut über die Lungenvenen zum linken Vorhof zurück. Wenn sich der linke Vorhof kontrahiert, öffnet sich die Mitralklappe, und die linke Hauptkammer wird gefüllt. Nun sind wir wieder am Ausgangspunkt unserer Reise.

So pumpt das gesunde Herz etwa 4–7 Liter Blut pro Minute durch den Körper eines Erwachsenen, was einer Pumpleistung der beiden Herzkammern von etwa 20 000 Liter Blut in 24 Stunden entspricht.

Zur Beurteilung der Leistungsfähigkeit des Herzens wird pro Herzschlag die sogenannte *Auswurffraktion* ermittelt. Die Auswurffraktion ist die Blutmenge, die die linke Herzkammer während der Systole auswirft. Beim Gesunden entspricht die Auswurffraktion 55–80% des Blutes der linken Herzkammer. Die Auswurffraktion wird auch nach dem englischen Begriff „*ejection fraction*" abgekürzt als *EF* bezeichnet. Eine niedrige EF weist somit auf eine eingeschränkte Herzfunktion hin.

Wie entsteht der Herzrhythmus, der zu regelmäßigen Herzschlägen führt?

Das Herz schlägt regelmäßig, ohne dass wir bewusst jeden Herzschlag befehlen müssen.

Es benötigt zur Kontraktion elektrische Ströme. Zu diesem Zweck verfügt es über sein eigenes elektrisches Netzwerk, das Reizleitungssystem. Der körpereigene Schrittmacher des Herzens, der *Sinusknoten*, ist an der Mündungsstelle der oberen Hohlvene in den rechten Vorhof lokalisiert. Er sendet unser ganzes Leben lang elektrische Signale, im Mittel etwa 70 pro Minute. Der elektrische Stimulus des Sinusknotens läuft über spezielle Fasern der Vorkammern oder Vorhöfe und führt zur Kontraktion derselben. Diese Fasern vereinigen sich wieder, so wie die Gleise an einer Bahnstation. Hier werden die elektrischen Signale durch eine andere elektrische Zwischenstation, den *Atrioventrikularknoten*, verzögert. Die Hauptfunktion dieser zwischen Vorhöfen und Hauptkammern gelegenen Struktur ist also eine Signalverzögerung, die eine Kontraktion der Vorhöfe erlaubt, bevor sich die Hauptkammern zusammenziehen (*kontrahieren*). Die Vorhofkontraktion führt zu einer optimalen Füllung der Hauptkammern mit Blut. Sobald sich die Vorhöfe kontrahiert haben, wird das elektrische Signal über das Reizleitungssystem auf die Muskulatur der Hauptkammern übertragen. Dabei läuft die Erregung über eine vordere und eine hintere linke Leitungsbahn zur linken Hauptkammer und über eine rechte Leitungsbahn zur rechten Hauptkammer. Die Kammern kontrahieren.

Wie wird der Herzmuskel selbst mit Blut versorgt?

Wie jeder andere Muskel benötigt auch das Herz eine ausreichende Blutversorgung. Direkt über der Aortenklappe (zur Erinnerung: Taschenherzklappe zwischen dem Ausflusstrakt der linken Hauptkammer und der großen Schlagader, der Aorta) entspringen zwei Arterien aus der Aorta. Diese Arterien versorgen das Herz mit Blut (Abb. 6).

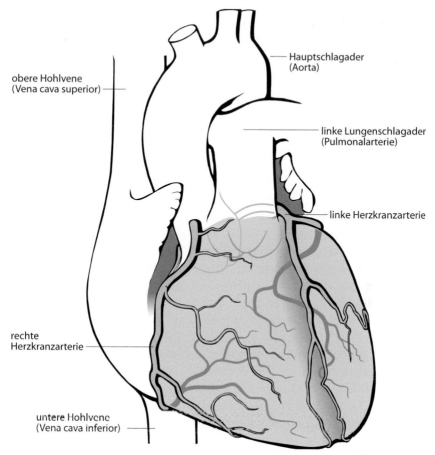

Abb. 6. Herzkranzarterien

Man bezeichnet sie als *Herzkranzarterien* (*Koronararterien*), weil der Erstbeschreiber der Herzarterien annahm, dass sie dem Herzen aufsitzen wie ein Kranz (lateinisch „corona"). Es existiert eine rechte und eine linke Herzkranzarterie. Je nachdem, ob das Herz von der rechten und linken Herzkranzarterie zu gleichen Teilen versorgt wird oder ob eine der Herzkranzarterien bei der Versorgung dominiert, unterscheidet man zwischen *Normal-, Links-* oder *Rechtsversorgungstyp* der Herzdurchblutung.

Wo befindet sich die Aorta und wie verläuft sie im Körper?

Die Aorta entspringt aus der linken Hauptkammer des Herzens und wird von ihr durch die Aortenklappe getrennt. Aus der Aorta gehen alle Schlagadern des Körpers hervor. In einem schräg gestellten Bogen gelangt sie vom Herzen bis an die Wirbelsäule, so dass sie bei Rumpfbewegungen nur geringsten Längenänderungen ausgesetzt ist. Aus dem linken Herzen verläuft sie aufsteigend nach rechts, dieser Teil der Aorta wird als *Aorta ascendens* (Abb. 7) bezeichnet, wobei „ascendens" für aufsteigend steht. Dann krümmt sie sich nach links hinten, um als Aortenbogen, *Arcus aortae*, die linke Seite der Wirbelsäule zu erreichen. Das Ende des Aortenbogens verjüngt sich etwas. Dieser Bereich wird als *Aortenisthmus* bezeichnet. Nun schließt sich die absteigende Aorta an, die *Aorta descendens*. „Descendens" stammt von dem lateinischen Verb „descendere", das übersetzt herabsteigen bedeutet. Sie verläuft entlang der Wirbelsäule in Richtung Becken. Im chirurgischen Fachjargon reicht die Aorta descendens vom Abgang der linken Schlüsselbeinarterie bis zum Zwerchfell. Der Teil der Aorta, der sich in der Brusthöhle befindet, heißt Brustaorta oder *thorakale Aorta*, eine Zusammenfassung also aus Aorta ascendens, Aortenbogen und Aorta descendens. Um in die Bauchhöhle zu gelangen, tritt die Aorta durch das Zwerchfell, das die Brusthöhle vom Bauchraum trennt. Hier wird sie zur Bauchaorta oder im Fachjargon zur *Aorta abdominalis*. Die Aorta rückt nun weiter vor in die Mitte der Wirbelsäule und teilt sich auf Höhe des 5. Lendenwirbels in die rechte und linke Beckenarterie, die *Arteria iliaca communis*.

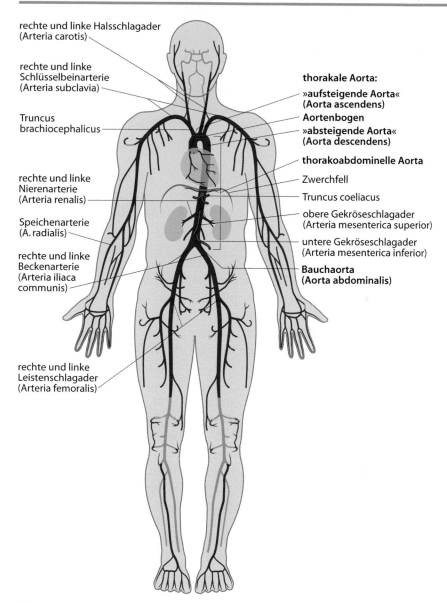

rechte und linke Halsschlagader
(Arteria carotis)

rechte und linke
Schlüsselbeinarterie
(Arteria subclavia)

Truncus
brachiocephalicus

rechte und linke
Nierenarterie
(Arteria renalis)

Speichenarterie
(A. radialis)

rechte und linke
Beckenarterie
(Arteria iliaca
communis)

rechte und linke
Leistenschlagader
(Arteria femoralis)

thorakale Aorta:

**»aufsteigende Aorta«
(Aorta ascendens)**

Aortenbogen

**»absteigende Aorta«
(Aorta descendens)**

thorakoabdominelle Aorta

Zwerchfell

Truncus coeliacus

obere Gekröseschlagader
(Arteria mesenterica superior)

untere Gekröseschlagader
(Arteria mesenterica inferior)

**Bauchaorta
(Aorta abdominalis)**

Abb. 7. Verzweigungen der Aorta im Körper. (Quelle: Stephenson LW, Rodengen JL (1999)
State of the heart. Write Stuff Enterprises, Inc., p 220)

Welche Äste (Arterien) gibt die Aorta in ihrem Verlauf ab?

■ **Äste der Aorta ascendens** (siehe Abb. 7). Wie Sie nun schon aus dem Kapitel „Wie wird der Herzmuskel selbst mit Blut versorgt" wissen, sind die ersten Arterien, die der Aorta entspringen, das linke und das rechte Herzkranzgefäß.

■ **Äste des Aortenbogens** (siehe Abb. 7). In dem nach außen gewölbten Teil des Aortenbogens gehen die großen Arterienstämme für den Kopf und die Arme ab. Rechts gibt die Aorta die Schlüsselbeinschlagader *(Arteria subclavia)* und die Halsschlagader *(Arteria carotis communis)* aus einem kurzen gemeinsamen Stamm, dem *Truncus brachiocephalicus,* ab. Es schließt sich der Ursprung der linken Halsschlagader *(Arteria carotis communis)* gefolgt von dem der linken Schlüsselbeinschlagader *(Arteria subclavia)* an. Diese Arterien verzweigen sich in Ihrem weiteren Verlauf und versorgen den Kopf und die Arme mit Blut. Deswegen werden sie im Folgenden vereinfacht als Kopf- und Armschlagadern bezeichnet.

■ **Äste der Aorta descendens** (siehe Abb. 7). Die Brustaorta entsendet nur kleine Äste, die als Zwischenrippenarterien (Interkostalarterien) die Zwischenräume der Rippen versorgen, oder solche, die die Ernährung des Lungengewebes oder der Speiseröhre sicher stellen. Verzweigungen dieser Zwischenrippenarterien sind außerdem verantwortlich für die Durchblutung des Rückenmarks. In diesem Zusammenhang ist eine Schlagader besonders wichtig, die als „Arteria Adamkiewicz" bezeichnet wird. Sie entspringt meist aus der absteigenden Aorta (Aorta descendens) auf Höhe des 9. bis 12. Brustwirbels, manchmal aber auch etwas darüber oder darunter.

■ **Äste der Bauchaorta** (siehe Abb. 7). Hier sind vor allem die Eingeweideschlagadern bedeutend. Direkt unterhalb des Zwerchfells tritt ein kurzer Stamm aus der Aorta *(Truncus coeliacus),* der sich in drei weitere Schlagadern aufteilt, die Magenarterie, die Leberarterie und die Milzarterie. Unmittelbar unter diesem Stamm geht die obere Gekröseschlagader *(Arteria mesenterica superior)* hervor. Sie versorgt den Dünndarm und einen Teil des Dickdarms mit Blut.

Etwa 1–2 cm unter dem Ursprung der oberen Gekröseschlagader entspringen die rechte und linke Nierenarterie (*Arteria renalis*). Zwischen der oberen Gekröseschlagader und den Nierenarterien befinden sich die Abgänge der rechten und linken Nebennierenarterie *(Arteria suprarenalis)*. Beim weiblichen Geschlecht folgen nun die rechte und linke Eierstockarterie *(Arteria ovarica)* und beim männlichen entsprechend die rechte und linke Hodenarterie *(Arteria testicularis)*.

Als letztes großes Gefäß schließt sich vor der Teilung der Aorta in die beiden Beckenarterien die untere Gekröseschlagader *(Arteria mesenterica inferior)* an. Sie ist für die Blutversorgung des nicht von der oberen Gekröseschlagader versorgten Dickdarms sowie des Enddarms verantwortlich.

Neben den Eingeweideschlagadern sind auch hier die Abgänge kleiner Schlagadern aus der Aorta für die Durchblutung des Rückenmarks im Wirbelkanal wichtig. Die rechte und linke Beckenarterie (*Arteria iliaca communis*) teilen sich jeweils in eine innere (*Arteria iliaca interna*) und eine äußere Beckenarterie (*Arteria iliaca externa*). Die innere Beckenarterie versorgt den unteren Teil des Beckens (das kleine Becken) einschließlich der sich dort befindenden Eingeweiden, z. B. die Blase. Die äußere rechte und linke Beckenarterie übernehmen entsprechend die Blutversorgung des rechten und linken Beines. Nach dem Durchtritt der äußeren Beckenarterie unter dem Leistenband heißt sie Schenkelarterie *(Arteria femoralis)*. Hier lässt sich ihr Pulsieren als Leistenpuls tasten. Wir bezeichnen sie im weiteren Verlauf auch als Leistenschlagader.

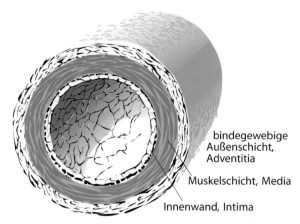

bindegewebige
Außenschicht,
Adventitia

Muskelschicht, Media

Innenwand, Intima

Abb. 8. Gefäßwandaufbau einer gesunden Arterie

▪ Wie ist die Aorta aufgebaut?

Wie alle Schlagadern besteht auch die Aorta aus drei Schichten. Im Gefäßinneren ist sie mit einer dünnen Haut der sogenannten *Intima* („Innerste") ausgekleidet. Diese Schicht hat also direkten Kontakt zum Blut. Die mittlere Schicht wird als *Media* („Mittlere") bezeichnet. Sie besteht aus Muskelzellen und elastischen Fasern. Ziehen sich diese Muskelzellen zusammen, so wird der Durchmesser der Arterien verkleinert und dadurch der Blutdruck erhöht. Der Spannungszustand der Muskelzellen beeinflusst im Wesentlichen den Gefäßwiderstand, den der Blutfluss bzw. die Pumpkraft des Herzens zu überwinden hat. Die äußere Schicht, die *Adventitia* („von außen kommend"), setzt sich aus Bindegewebe und elastischen Fasern zusammen. Sie enthält die Schlagader ernährende Blutgefäße sowie Nerven (Abb. 8).

Erkrankungen der Aorta

■ Die Erkrankungen der Aorta betreffen die Aortenwand. Einerseits können alle Wandschichten über das Maß erweitert (*dilatiert*) sein. Diese Erweiterung (*Dilatation*) bezeichnet man als **Aneurysma** (Mehrzahl: *Aneurysmen*). Die Formen der Aneurysmen können unterschiedlich sein, so ist bei *fusiformen* Aneurysmen der gesamte Umfang erweitert, während es sich bei *sacciformen* Aneurysmen um eine asymmetrische sackförmige Erweiterung handelt (Abb. 9). Außerdem können Aneurysmen wahr oder falsch sein (Abb. 10). Bei ersteren besteht die Dilatation aus allen drei Schichten der Aortenwand, bei letzteren entsteht z. B. durch ein Trauma ein Loch in der Aortenwand, aus dem Blut austritt und einen Bluterguss (*Hämatom*) bildet. Das umliegende Gewebe reagiert auf den Bluterguss und kapselt ihn praktisch ab, so dass die Wand dieser Aneurysmen keine Wandschichten der Aorta enthält.

■ Andererseits kann es zu einer Zunahme des Aortendurchmessers durch eine **Dissektion** kommen. Bei Dissektionen sucht

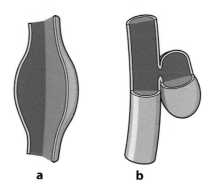

Abb. 9. Formen der Aneurysmen:
a fusiform, **b** sacciform

a   b

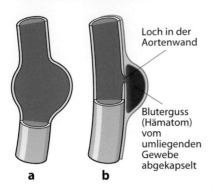

Loch in der Aortenwand

Bluterguss (Hämatom) vom umliegenden Gewebe abgekapselt

a   **b**

Abb. 10. Formen der Aneurysmen. **a** wahres Aneurysma, **b** falsches Aneurysma

sich das Blut seinen Weg innerhalb der Wandschichten der Aortenwand. Es kommt dabei zu einem Riss im Bereich der Innenschicht (Intima), der sich auf die mittlere Schicht (Media) fortsetzt. Das Blut fließt jetzt nicht nur auf dem natürlichen Weg durch das Aortenrohr, das sogenannte „wahre Lumen", sondern es wühlt sich nun innerhalb der Media entlang der Aortenwand weiter, so dass hier parallel ein zweiter Blutflusskanal entsteht. Diese Blutdurchtrittsstelle bezeichnet man als *Entry* und den dadurch entstandenen Kanal als „falsches Lumen". Der Teil der Aortenwand, der das wahre vom falschen Lumen trennt, heißt Dissektionsmembran (Dissektionshäutchen). Das Blut verlässt diesen Kanal an einer anderen Stelle durch die Media und die Intima, um sich wieder mit dem eigentlichen Aortenblutfluss zu vereinigen. Entsprechend dem Entry heißt die Wiedereintrittstelle *Reentry* (Abb. 11). Falls es kein Reentry gibt, endet das falsche Lumen blind. Meistens gerinnt das Blut in dieser Blindtasche, es thrombosiert.

Der Blutstrom im falschen Lumen kann parallel oder entgegengesetzt zu dem des wahren Lumens sein.

Manchmal bleibt eine Dissektion auch örtlich begrenzt. Dabei ist die Wand der Aorta noch so stabil, dass das Blut zwar durch einen Riss zwischen die Aortenschichten gelangt, aber keinen zweiten Blutkanal schaffen kann. Man spricht dann von einer lokalisierten Dissektion.

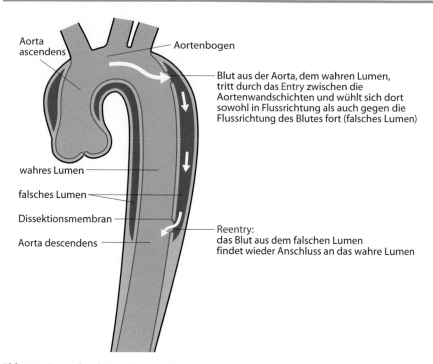

Aorta ascendens

Aortenbogen

Blut aus der Aorta, dem wahren Lumen, tritt durch das Entry zwischen die Aortenwandschichten und wühlt sich dort sowohl in Flussrichtung als auch gegen die Flussrichtung des Blutes fort (falsches Lumen)

wahres Lumen

falsches Lumen

Dissektionsmembran

Aorta descendens

Reentry: das Blut aus dem falschen Lumen findet wieder Anschluss an das wahre Lumen

Abb. 11. Aortendissektion: Entry im Bereich der Aorta descendens

Beiden, den Aortenaneurysmen und den -dissektionen, ist die Gefahr eines Reißens der kranken Wand gemeinsam.

Bei Aneurysmen besteht die Rissgefahr *(Rupturgefahr)* durch die Zunahme des Aortendurchmessers, wodurch die Wand ausgedünnt wird, dem Blutdruck nicht mehr standhalten und reißen kann.

Bei Dissektionen wird durch den Blutfluss im falschen Lumen die Aortenwand geschwächt. Dabei nimmt die Aorta je nach Ausmaß des Blutflusses im falschen Lumen ebenfalls an Umfang zu, so dass die äußeren Wandschichten auch hier reißen *(rupturieren)* können.

Die Folge einer Ruptur, eines Zerreißens der Aneurysmen oder Dissektionen ist eine massive lebensbedrohliche Blutung. Selbst bei sofortiger chirurgischer Therapie besteht ein hohes Risiko, den Eingriff nicht zu überleben. Je nachdem, an welcher Stelle der Aortenriss (Aortenruptur) statthat, können umgebene Strukturen oder Körperhöhlen das Ausmaß der Blutung für eine kurze Zeitspanne etwas eindämmen. Deswegen ist es wichtig, diese Erkrankungen rechtzeitig zu erkennen und zu behandeln, um ein-Zerreißen der Gefäßwand zu verhindern.

1. Aneurysmen

■ Welche Ursachen können zu einem Aortenaneurysma führen?

Aortenaneurysmen können auf dem Boden der Arteriosklerose (Verkalkung der Schlagadern), durch Degeneration, durch Infektionen, d.h. durch Krankheitserreger ausgelöste Entzündungen wie z.B. die Lues, sowie durch ein Trauma entstehen. Auch Rauchen kann zu einer Schwächung der Aortenwand führen. Andere Ursachen stellen Erkrankungen des Bindegewebes dar. Zu diesen Bindegewebskrankheiten zählen das Marfan-Syndrom oder das Ehlers-Danlos-Syndrom, auf die jeweils in einem eigenen Kapitel später noch eingegangen wird. All diesen Ursachen ist jedoch eine Schwächung der Aortenwand gemeinsam, die zu einer mehr oder weniger ausgeprägten Erweiterung der Aorta führen kann.

Auch eine verengte Aortenklappe (*Aortenklappenstenose*) kann zu Erweiterungen der Aortenwand führen – zur Erinnerung: die Aortenklappe ist das Ventil zwischen der linken Hauptkammer und der Aorta. Das Blut muss dabei aus der linken Hauptkammer mit mehr Pumpkraft über das verengte Ventil in die Aorta gepumpt werden. Dadurch „strahlt" das Blut kräftiger an die Aortenwand im Vergleich zu einer gesunden Aortenklappe. Dieser Blutstrahl wird auch als *Jet* bezeichnet. Im Laufe der Zeit bewirkt der Jet im Bereich der Aortenwand, in dem er auftritt, eine Erweiterung, die im Fachjargon *poststenotische Dilatation* heißt („post" bedeutet danach und „stenotisch" verengt). Es handelt sich also um eine Erweiterung nach der Verengung.

Die Arbeitsbelastung und sportliche Freizeitgestaltung sollten Sie mit Ihrem Arzt besprechen, so dass Sie sich keinen unnötigen, möglicherweise lebensbedrohlichen Risiken aussetzen.

Je nachdem, an welcher Stelle im Verlauf der Aorta sich das Aneurysma befindet, herrschen verschiedene typische Ursachen vor:

- **Aneurysmen der Aorta ascendens** (siehe Abb. 7, S. 13) entstehen oft auf dem Boden degenerativer Bindegewebserkrankungen der mittleren Aortenwandschicht (Media), wie z. B. beim Marfan-Syndrom.
- Bei den **Aortenbogenaneurysmen** überwiegen die degenerativen und arteriosklerotischen Veränderungen als Auslöser der Aneurysmen.
- Am häufigsten stellen arteriosklerotische Veränderungen die Ursache für die Entstehung von **Aneurysmen der Aorta descendens** sowie der **thorakoabdominellen Aorta** dar. Letzteres sind Aortenaneurysmen, die die Aorta descendens und die Bauchaorta betreffen.
- Die Arteriosklerose ist bei über 90% der **Bauchaortenaneurysmen** für deren Entstehung verantwortlich.

■ Wie häufig ist ein Aneurysma der Aorta?

- Die Anzahl der Neuerkrankungsfälle der **Bogenaneurysmen** gleicht in etwa der der **Aneurysmen der Aorta ascendens**. Häufig treten die Bogenaneurysmen bei Patienten auf, die älter als 60 Jahre sind und zusätzlich an einer Durchblutungsstörung des Herzens oder des Gehirns leiden.
- **Aneurysmen der Aorta descendens** werden an Häufigkeit nur noch von den Bauchaortenaneurysmen übertroffen und finden sich oft bei Männern in der 5. bis 6. Lebensdekade.
- **Thorakoabdominelle Aneurysmen** sind selten und betreffen ältere Patienten mit ausgeprägter Arteriosklerose.
- Die **Bauchaortenaneurysmen** sind die häufigsten der arteriosklerotisch bedingten Aortenaneurysmen mit einer steigenden Frequenz als Folge der Zunahme des Bevölkerungsalters. Die arteriosklerotischen Bauchaortenaneurysmen treten bei Männern zehnmal häufiger als bei Frauen auf. Wenn sie bei Frauen vorkommen, so liegen diese Frauen eher über dem Durchschnittsalter der Männer, die an dieser Krankheit leiden. 95%

der Bauchaortenaneurysmen beginnen unterhalb des Abgangs der Nierenarterien.

■ Klassifikation der Aneurysmen

Die Aneurysmen werden je nach Ort und Ausdehnung eingeteilt, klassifiziert.

Nach Denton Cooley, einem berühmten amerikanischen Herzchirurgen, werden die Aneurysmen der Brusthöhle wie folgt eingeteilt (Abb. 12):

■ **Typ-A-Aneurysmen** sind solche, die vorwiegend die Aorta ascendens und den Anfangsteil des Aortenbogens betreffen.

■ **Typ-B-Aneurysmen** sind sacciform und nur im Aortenbogen lokalisiert.

■ **Typ-C-Aneurysmen** sind im Aortenbogen und können auf den Anfangsteil der Aorta descendens ausgedehnt sein.

■ **Typ-D-Aneurysmen** finden sich hauptsächlich in der Aorta descendens.

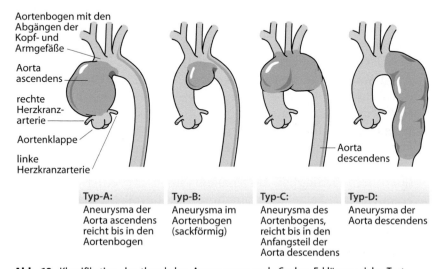

Abb. 12. Klassifikation der thorakalen Aneurysmen nach Cooley. Erklärung siehe Text

Vereinfacht können die Aneurysmen der Brustaorta auch nach ihrem Vorkommen in Aneurysmen der Aorta ascendens, des Aortenbogens oder der Aorta descendens eingeteilt werden.

Für die Aneurysmen im Bauchraum ist ein entscheidendes Kriterium, ob sie oberhalb oder unterhalb der Nierenarterien beginnen. Aneurysmen oberhalb der Nierenarterien sind eher selten. Außerdem ist eine weitere Frage wichtig, inwieweit nämlich das Bauchaortenaneurysma auch die Teilungsstelle (*Bifurkation*) der Aorta in die Beckengefäße bzw. die Beckengefäße selbst betrifft.

Die Klassifikation der Aortenaneurysmen, die eine Ausdehnung vom Brustraum bis in den Bauchraum aufweisen, stammt von Stanley Crawford, seinerzeit einer der bekanntesten amerikanischen Aortenoperateure, der die Chirurgie der sogenannten thorakoabdominellen Aneurysmen entscheidend vorangetrieben hat (Abb. 13):

■ **Typ I** sind thorakoabdominelle Aneurysmen, die sich vom Anfangsteil der Aorta descendens bis zum oberen Teil der Bauchaorta erstrecken. Bei über 25% der Patienten diesen Typs sind

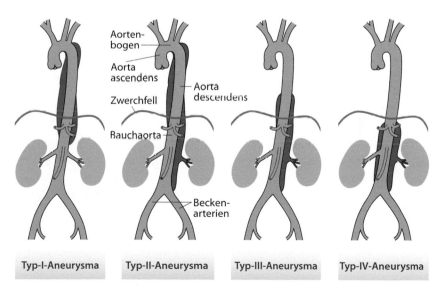

Abb. 13. Klassifikation der thorakoabdominellen Aneurysmen nach Crawford. Erklärung siehe Text

noch separate Aortenaneurysmen unterhalb der Nierenarterie vorhanden.

■ **Typ II** sind thorakoabdominelle Aneurysmen, die vom Anfangsteil der Aorta descendens bis zur Bauchaorta unterhalb der Nierenarterien reichen.

■ **Typ III** sind thorakoabdominelle Aneurysmen, die den unteren Teil der Aorta descendens einschließlich beträchtlicher Anteile der Bauchaorta umfassen.

■ **Typ IV** sind Aneurysmen, die eigentlich nur die Bauchaorta betreffen, also im eigentlichen Sinne keine thorakoabdominellen Aneurysmen, aber aus operationstechnischen Gründen hier mit eingeordnet werden.

■ Welche Beschwerden (Symptome) treten bei Aortenaneurysmen auf?

Die Mehrzahl der Aneurysmen verursachen keine Beschwerden, bis sie eine gewisse Größe erreicht haben. Die Beschwerden, die von den Aneurysmen ausgelöst werden, sind abhängig von deren Lokalisation, Ausdehnung und Größe.

Für alle Aneurysmen stellt die Ruptur, das Zerreißen der Gefäßwand, eine plötzlich auftretende, lebensbedrohende Gefahr des Verblutens dar, bei der selbst eine sofortige Notfalloperation das Leben des Patienten nicht immer retten kann.

Wird eine Ruptur durch umliegendes Gewebe abgeriegelt, dann bezeichnet man sie als *gedeckte Ruptur*, d. h. dass kein oder nur wenig Blut aus der Aorta in die angrenzenden Bereiche austritt. Auch das ist ein absoluter Notfall, da es nur eine Frage der Zeit ist, wie lange das umliegende Gewebe standhält, bevor es dem Blutdruck nachgibt und es zu einem massiven lebensbedrohlichen Blutverlust kommt.

Dies macht deutlich, wie wichtig es ist, eine drohende Ruptur durch den rechtzeitigen Ersatz der kranken Aorta mit einer künstlichen Rohrprothese zu vermeiden.

Aorta ascendens – aufsteigende Aorta

Aneurysmen der Aorta ascendens sind meistens bis zur Ruptur symptomlos. Die Ruptur löst ein starkes Schmerzereignis im Brustraum aus, das nach einiger Zeit wieder nachlässt.

Der Riss in der Wand der Aorta ascendens führt binnen kurzer Zeit zu einem massiven Blutaustritt in den Herzbeutel, das ist die äußere Schutzhülle des Herzens. Dadurch kommt es zu einer sogenannten *Herzbeuteltamponade*, das heißt das Blut im Herzbeutel drückt auf das Herz. Das kann so weit gehen, dass sich das Herz nicht mehr ausreichend mit Blut füllen kann. Die Pumpfunktion des Herzens wird auf Grund dessen sehr stark beeinträchtigt und der Kreislauf entsprechend instabil. Das kann bis zur Bewusstlosigkeit mit anschließendem Tod führen. Um diesem Mechanismus entgegenzuwirken, versucht das Herz über eine Steigerung der Herzfrequenz die Pumpleistung zu verbessern. Man nennt dies eine *Bedarfstachykardie*. Im Rahmen eines solchen Vorgangs staut sich das venöse Blut im Körper zurück. Das äußert sich z. B. in über das Maß erweiterten (gestauten) Halsvenen. Da der Blutfluss in der Niere ebenfalls beeinträchtigt ist, stellt die Niere ihre Funktion ein, d. h. es wird kein Urin mehr produziert. Hier ermöglicht nur eine sofortige Notfalloperation eine Überlebenschance.

Nicht selten ist bei Aneurysmen auch die Aortenwurzel (Ursprung der Aorta aus dem Herzen einschließlich des Aortenklappenrings) erweitert, so dass dadurch die ersten Beschwerden hervorgerufen werden. Die Klappensegel sind zu kurz, um sich beim Klappenschluss aneinander zu legen, die Herzklappe ist verschlussundicht. Man spricht in diesem Zusammenhang von einer *Aortenklappeninsuffizienz*. Am Ende der Blutaustreibungsphase (Systole) des Herzens läuft ein Teil des in die Aorta gepumpten Blutes durch das undichte Ventil, die Aortenklappe, wieder in die linke Hauptkammer zurück. Das Blut pendelt dabei hin und her, man spricht hier von Pendelblut. Der Schweregrad der Aortenklappeninsuffizienz wird durch das Ausmaß des Pendelblutes, also dem Grad der Verschlussunfähigkeit, bestimmt. Leicht- bis mittelgradige Aortenklappeninsuffizienzen verursachen keine oder kaum Beschwerden, so dass die Patienten ein normales Leben führen können. Bei hochgradiger Aortenklappeninsuffizienz kann es zu einem unangenehmen Bewusstsein des Herzschlages, zu einem pulssynchronen Nicken des Kopfes oder zu Atemnot kommen. Da das Blut im Herzen nicht in ausreichender Form weitergepumpt werden kann, staut es sich zunächst über die Lungen und im weiteren Verlauf über das rechte Herz in den Körper zurück. Die Folge davon ist z. B. Austritt von Flüssigkeit aus den Gefäßen in das Gewebe der Lunge (*Lungenödem*), der Knöchel (*Knöchelödeme*) oder den Bauchraum (*Aszites*). Entsteht die Aorteninsuffizienz langsam, so hat das Herz eine Chance, eine gewisse Zeit lang die Zunahme des Pendelblutes zu kompensieren. Kommt es jedoch zu einer plötzlich auftretenden, schweren Aorteninsuffizienz, dann hat das linke Herz keine Zeit, sich den veränderten Bedingungen anzupassen und es erreicht rasch seine Belastungsgrenze (Dekompensationsgrenze), was sich in einer instabilen Kreislaufsituation widerspiegelt. Eine notfallmäßige Herzklappenoperation ist erforderlich.

Bei Dissektionen kommt es zum plötzlichen Auftreten von hochgradigen Aortenklappeninsuffizienzen mit Herzversagen, während bei Aneurysmen im Bereich der Aorta ascendens eine Aortenklappeninsuffizienz meist nur schleichend eintritt.

Aortenbogen

Hat ein Aneurysma im Bereich des Aortenbogens einen gewissen Durchmesser erreicht, dann können durch den Druck des Aneurysmas auf umliegende Strukturen bereits Beschwerden entstehen. So kann das Aneurysma die großen Venen, die das venöse Blut aus dem Bereich des Kopfes und der Arme in das Herz zurückführen, verengen. Dies kann einen Rückstau des venösen Blutes mit entsprechend gestauten Halsvenen verursachen. Auch die Lungenschlagader kann durch die erweiterte Aorta zusammengedrückt werden, so dass sich z. B. der Blutfluss durch die Lunge verschlechtert. Bei Druck auf die hinter der Aorta liegenden Luftröhre kann es zu Atemnot kommen. Im Bereich des Aortenbogens laufen Nerven, die, wenn sie durch eine Aortenerweiterung komprimiert werden, zur Heiserkeit führen können.

Im Falle einer Ruptur eines Bogenaneurysmas kann es in das Mediastinum, das ist der mittlere Bereich des Brustkorbes, in die Lungenhöhle oder in den Herzbeutel bluten. Das Blut im Herzbeutel kann dort eine Herzbeuteltamponade hervorrufen, so wie sie auf S. 25 beschrieben wurde.

Die Ruptur eines Bogenaneurysmas stellt eine lebensbedrohliche Situation dar, die einer sofortigen notfallmäßigen Operation bedarf.

Aorta descendens – absteigende Aorta

Die meisten Patienten sind zunächst symptomlos. Die Diagnose wird bei beschwerdefreien Patienten zufällig durch Röntgenaufnahmen gestellt, bei denen sich im Bereich der Aorta descendens eine röntgendichte Masse findet.

Falls die Aneurysmen der Aorta descendens Beschwerden hervorrufen, sind diese ebenfalls auf den Druck zurückzuführen, den sie auf umliegende Strukturen ausüben. So kann wie beim Aortenbogenaneurysma durch Druck auf Nerven Heiserkeit verursacht werden. Durch die räumliche Nähe zur Speiseröhre kann die Kompression, d. h. der Druck auf dieselbe zu Schluckstörungen führen. Des Weiteren kann durch den Druck auf die Luftwege Husten oder Luftnot auftreten. Im Falle einer Ruptur, die meistens mit Schmerzen im Brustkorb einhergeht, kann sich das Blut in die Atemwege wühlen und zu Bluthusten oder beim Durchbruch in die Speiseröhre zu Bluterbrechen führen. Läuft das Blut in die *Pleurahöhle,* das ist der Spalt zwischen der Lunge und der Brustkorbwand, so spricht man von einem *Pleuraerguss.* Je nach Ausmaß des Ergusses kann die Lunge mehr oder weniger zusammengedrückt (komprimiert) werden.

All diese Symptome weisen auf eine drohende oder bereits stattgehabte Ruptur der Aorta descendens hin. Die Ruptur in die Speiseröhre, die Atemwege, das Mediastinum (mittlerer Bereich des Brustkorbes) oder die Lungenhöhle stellt die häufigste Todesursache dar.

Thorakoabdominelle Aorta – Brust-Bauch-Aorta

Zur thorakoabdominellen Aorta zählt man im chirurgischen Fachjargon die Aorta descendens und die Bauchaorta. Oft erreichen die thorakoabdominellen Aortenaneurysmen eine beträchtliche Größe, ehe sie entdeckt werden. So sind die Patienten meist bis zum Auftreten von Schmerzen beschwerdefrei.

Jedoch können auch je nach Ausmaß der Größe des Aneurysmas Beschwerden durch den Druck des Aneurysmas, auf umliegende Strukturen bzw. Organe verursacht werden. Die Beschwerden sind dann entsprechend von der Ausdehnung des Aneurysmas auf die Brust- bzw. Bauchaorta bestimmt. Ist die Brustaorta mitbetroffen, so können die Patienten Symptome aufweisen, die typisch sind für Aneurysmen der Aorta descendens (s.o.) und je nach Beteiligung der Bauchaorta solche, die für Bauchaortenaneurysmen charakteristisch sind.

Bauchaorta

Die meisten Patienten wissen nicht, dass sie ein Bauchaortenaneurysma haben, bis sie selbst oder ihr Arzt eine Vorwölbung im Bauchraum tasten. Gelegentlich rufen Bauchaortenaneurysmen durch Arrosion (d.h. Organzerstörung) oder Druck auf die Wirbelsäule Rückenschmerzen hervor. Wenn auch die Nervenstränge beteiligt sind, die aus dem Wirbelkanal austreten, können die Schmerzen bis in die Beine oder das Gesäß ausstrahlen. Je nach Ausdehnung der Bauchaortenaneurysmen und Druck auf die umliegenden Strukturen oder Organe können durch Beeinträchtigung des Darms eine Verstopfung oder Übelkeit, durch Beeinträchtigung des Harnleiters ein Harnstau in der Niere verursacht werden. Auch können Symptome wie bei Darmgeschwüren, einer Gallenblasen-, Blinddarm- oder Bauchspeicheldrüsenentzündung vorliegen. Selten jedoch bricht das Aneurysma in den Dünndarm mit einer Darmblutung ein. Kommt es jedoch zur Ruptur des Bauchaortenaneurysmas in den benachbarten Dünndarm, dann äußert sich dies durch eine massive Darmblutung. Die Ruptur kann außerdem in den Bauchraum oder in die große Körpervene (untere Hohlvene) erfolgen, die rechts von der Aorta das Blut aus den unteren Gliedmaßen und dem Körper wieder zum Herzen zurück führt. Am häufigsten jedoch rupturiert das Bauchaortenaneurysma in den *Retroperitonealraum*. Das ist der Raum, der zwischen dem durch das Bauchfell abgegrenzten Bauchraum und der Wirbelsäule liegt. Im Retroperitonealraum verlaufen die Aorta und die untere Hohlvene. Es finden sich dort außer Blutgefäßen, Nerven- und Lymphbahnen auch die Nebennieren und die Nieren mit den Harnleitern. So wird auch verständlich, dass bei Größenzunahme des Aneurysmas durch Druck auf den Harnleiter der bereits oben erwähnte Harnstau verursacht werden kann.

Die Aneurysmen können nicht nur auf die verschiedenen Aortenabschnitte begrenzt sein, sondern natürlich auch eine unterschiedliche Ausdehnung auf zwei oder mehrere Aortenbereiche mit den entsprechenden Symptomen aufweisen.

■ Wie werden Aortenaneurysmen therapiert und wann ist der richtige Zeitpunkt für eine operative Therapie?

Ausschlaggebend für die Behandlung eines Aneurysmas ist dessen Größe. Was an dieser Stelle die Frage aufwirft: Welchen Durchmesser darf eine Aorta aufweisen, um als normal zu gelten? Das wiederum steht in Relation zur Körpergröße und -konstitution. Normal sind für die Aortenwurzel Durchmesser von 27–37 mm, für die Aorta ascendens sowie für den Aortenbogen 28–39 mm, für die Aorta descendens 21–33 mm, für den Bereich der Aorta, der durch das Zwerchfell tritt, 20–33 mm, für die Bauchaorta oberhalb der Abgänge der Nierenarterien 16–29 mm und unterhalb der Nierenarterien 13–26 mm sowie im Bereich der Verzweigung der Aorta in die Beckengefäße 11–24 mm.

Generell ist es lebenswichtig, dass Patienten mit einer Erkrankung der Aortenwand keinen erhöhten Blutdruck haben, da sonst die Gefahr einer Ruptur oder einer zusätzlichen Dissektion (s. S. 17–19) erhöht ist. Bei Bluthochdruck muss die Senkung des Blutdrucks mit Medikamenten erfolgen.

Entscheidend für die Therapie der Aortenaneurysmen ist ihr Durchmesser. Bei der Entscheidungsfindung der Behandlung eines Aortenaneurysmas muss das Risiko der Komplikationen, die durch die Erweiterung der Aorta ausgelöst werden können wie Ruptur oder Dissektion, gegenüber dem Operationsrisiko sorgfältig abgewogen werden.

Dem Vorgehen bei der operativen Therapie der Aortenaneurysmen, bei der die kranke Aorta z. B. durch eine Rohrprothese (Rohr aus synthetischem Gewebe) ersetzt wird, ist ein eigenes Kapitel (S. 74) gewidmet; hier soll ausschließlich auf die Entscheidungsfindung zur Operation eingegangen werden.

Untersuchungen haben gezeigt, dass der mittlere Aneurysmadurchmesser zum Zeitpunkt der Ruptur oder Dissektion bei Aneurysmen der Aorta ascendens 6 cm und bei Aneurysmen der Aorta descendens 7,2 cm betrug. Mit der der Aneurysmagröße nimmt auch die Gefahr einer Ruptur oder Dissektion zu. Sind die Aneurysmen klein, so ist das Risiko einer Komplikation geringer. Mit zunehemender Größe steigt dieses Riskio sprunghaft an. In der Literatur wird das jährliche mittlere Risiko für eine Ruptur oder Dissektion bei kleinen Aneurysmen unter 5,0 cm Durchmesser mit 2%, für Aneurysmen mit einem Durchmesser von 5,0–5,9 cm mit 3% und für Aneurysmen ab 6 cm mit 6,9% beschrieben. Das jährliche Risiko der Ruptur oder der Dissektion sowie die Möglichkeit an dem Aneurysma zu sterben, beträgt für Aneurysmen zwischen 5,0–5,9 cm 6,5% und für solche, die 6 cm oder größer als 6 cm sind, 14,1%. Somit ist dieses Risiko deutlich höher als die Ruptur- oder Dissektionsgefahr alleine.

Um diese lebensbedrohlichen Komplikationen zu vermeiden, darf der richtige Zeitpunkt zur Operation nicht verpasst werden. In der Literatur werden je nach Zentrum unterschiedliche Aortendurchmesser als Entscheidungskriterium zur Operation angegeben. Einige Autoren empfehlen aufgrund der oben beschriebenen Ergebnisse Aneurysmen der Aorta ascendens ab einem Durchmesser von 5,0 cm und Aneurysmen der Aorta descendens ab 6,0 cm zu operieren. Vor allem bei Marfan-Patienten, Patienten mit Bindegewebserkrankungen oder Patienten, in deren Familien schon Dissektionen vorgekommen sind, sind die Kriterien für eine Operation noch enger zu stellen. Die Aortenwand ist bei diesen Erkrankungen geschwächt. Bei einem Durchmesser der Aorta ascendens von 5,0 cm ist hier bereits eine Operation angezeigt.

Andere sehen die Indikation zum Ersatz der Aorta enger, da es auch bei wesentlich kleineren Aortendurchmessern zur Ruptur oder Dissektion kommen kann. Weitere Argumente sprechen für eine frühzeitige Operation: Heutzutage ist das Operationsrisiko aufgrund der Einführung von neuen, modernen, sicheren und effektiven Operationstechniken deutlich reduziert. Außerdem sterben 56% der Patienten mit thorakalen Aneurysmen, die einen Durchmesser von über 6 cm aufweisen, innerhalb von 5 Jahren. Etwa die Hälfte der Patienten mit einem ≥6 cm großem Aneurysma der Aorta ascendens hat bereits eine der extrem lebensgefährlichen oder tödlichen Komplikationen eines großen Aneurysmas erfahren.

Um den richtigen Zeitpunkt für die Operation der Aneurysmen der Aortenwurzel (Ursprung der Aorta aus dem Herzen einschließlich der Aortenklappe) und der Aorta ascendens zu bestimmen, wurden spezielle Formeln erstellt. Diese Formeln berücksichtigen die Tatsache, dass die Körpergröße und das Alter die Größe der Aorta beeinflussen. Des Weiteren wird auch der Durchmesser im Bereich der Ausbuchtungen der Aortenwand oberhalb der Aortenklappensegel mit in der Formel berücksichtigt. Dieser Durchmesser kann mittels einer Herzultraschalluntersuchung (*Echokardiographie*) bestimmt werden. Die genannten Ausbuchtungen der Aortenwand werden auch als *Sinus* bezeichnet. Der durchschnittliche Messwert der Sinus errechnet sich z. B. für die Altersgruppe von 18–40 Jahren wie folgt:

$$\text{durchschnittlicher Sinus-Messwert} = 0,97 + (1,12 \times \text{KOF } [\text{m}^2]).$$

Dabei ist KOF die Körperoberfläche. Wird der errechnete Wert um 50% vom tatsächlichen Messwert überschritten, dann liegt nach Definition ein Aneurysma vor. Für Marfan-Patienten existiert eine an ihre relative hohe Statur (große Körpergröße) angepasste Normaltabelle.

Der Ersatz der Aortenwurzel und der Aorta ascendens ist bei einem bestimmten Verhältnis zwischen dem gemessenen und dem berechneten durchschnittlichen Sinusmesswert angezeigt. Für Erwachsene unter 40 Jahren mit einer Körperoberfläche von 2 m^2 ist bei Vorliegen folgender Befunde eine Operation angezeigt:

Erwachsene 18-40 Jahre, Körperoberfläche 2 m^2	Sinusdurchmesser	Verhältnis
■ Marfanpatienten (+ familiäre Belastung)	>4,3 cm	1,3
■ Chronische Dissektionen	>4,3 cm	1,3
■ Degenerative Veränderungen ohne verschlussundichte Aortenklappe	>4,8 cm	1,5
■ Degenerative Veränderungen mit verschlussundichter Aortenklappe	>4,8 cm	1,5
■ Bikuspide Aortenklappe (nur aus zwei Segeln bestehende Aortenklappe) mit einer Klappenfehlfunktion	>4,5 cm	1,4
■ Andere Herzoperationen	>4,8 cm	1,5

Auch bei anderen Herzoperationen sollte eine erweiterte Aorta nach den oben beschriebenen Kriterien ersetzt werden. Untersuchungen zeigten, dass z. B. bei Aortenklappenoperationen mit einer Aorta ascendens ≥5 cm zum Zeitpunkt der Operation das Neuauftreten von Dissektionen nach der Operation 27% betrug, bei normaler Aortengröße war dies dagegen nur bei 0,6% der Patienten der Fall.

Leider können diese Richtlinien das Auftreten einer Ruptur oder Dissektion nicht ausschließen. Jedoch tragen sie dazu bei, tödliche Komplikationen um die Hälfte zu reduzieren. Geplante Operationen eliminieren also das Risiko einer Ruptur und führen die Überlebensrate der Patienten fast wieder auf Normalwerte zurück.

Für die Aneurysmen der Bauchaorta wird eine Operation bei einem Durchmesser über 5 cm, empfohlen. Bauchaortenaneurysmen, deren Durchmesser kleiner als 5 cm ist, können mit geringem Risiko beobachtet werden, bis sie an Größe zunehmen oder Beschwerden hervorrufen. Bauchaortenaneurysmen, von 5–6 cm Durchmesser, sollten also operiert werden, sofern nicht andere Bedingungen ein wesentlich höheres Operationsrisiko oder eine verkürzte Lebenserwartung erwarten lassen.

Je nach Lokalisation, Größe und Ursache des Aortenaneurysmas können jährliche Wachstumsraten des Aneurysmas von

0,07 cm bis zu 0,56 cm beobachtet werden. Patienten, deren Aneurysmen eine hohe Wachstumsrate aufweisen, und solche, die Beschwerden aufgrund des Aneurysmas haben, sollten ebenfalls operiert werden.

Interessanterweise scheint eine begleitende Gefäßerkrankung das Risiko einer Ruptur des Aneurysmas zu erhöhen. Einen relativen Schutz dagegen stellt das männliche Geschlecht dar. Letzteres legt nahe, dass Frauen mit einem Aneurysma in engeren Abständen zu Kontrolluntersuchungen gehen sollten. Denn eine gewisse Aneurysmagröße kann in den kleineren Körpern der Frauen eine proportional größere Aortenerweiterung bedeuten.

Begleiterkrankungen sowie hohes Alter können das Risiko einer Operation erhöhen. Deswegen müssen für jeden Patienten individuell das Risiko und der Nutzen einer Operation abgewogen werden.

Eine Alternative zur chirurgischen stellt die *endovaskuläre Therapie* dar. Dabei wird über die Leistenschlagader ein mit synthetischem Gewebe überzogenes Drahtgeflecht *(Endoprothese)* bis in den Aneurysmabereich vorgeschoben und entfaltet. Somit wird das Aueurysma ausgeschaltet. Auf dieses Verfahren wird später noch ausführlich eingegangen (S. 115).

■ Wie ist die Prognose des Aortenaneurysmas mit und ohne Therapie?

Aneurysmen im Brustkorb

Die Rupturrate bei Patienten, deren Aneurysmen im Brustkorb nicht chirurgisch behandelt werden, liegt zwischen 21 und 74%.

Über 80% der Patienten mit einem Aneurysma der Aorta descendens sterben innerhalb von 5 Jahren nach der Diagnosestellung, wenn sie nicht behandelt werden.

Demgegenüber steht die geplante Operation mit einer Wahrscheinlichkeit von 5–9%, diese nicht zu überleben. Bei Notfalloperationen ist das Risiko zu sterben mit etwa 57% wesentlich höher.

Bauchoartenaneurysmen

Bauchaortenaneurysmen mit einem Durchmesser zwischen 5 und 6 cm oder mehr haben ein jährliches Rupturrisiko von 20%. Aneurysmen mit einem Durchmesser von mehr als 5–6 cm, die keine Beschwerden verursachen, zeigen kaum eine geringere Tendenz zur Ruptur als solche, bei denen Beschwerden vorliegen. Häufig erfolgt die Ruptur der Bauchaortenaneursymen bei einem Durchmesser von 7 cm. Die operative Sterblichkeit bei rupturierten Bauchaortenaneurysmen ist etwa zehnfach höher als bei einer geplanten Operation, bei der sie nahezu 2% beträgt. Die Sterblichkeit variiert in Abhängigkeit vom Alter des Patienten oder seinen Begleiterkrankungen, wie z. B. dem Vorliegen einer koronaren Herzerkrankung, bei der das Herz nicht mehr ausreichend mit Blut versorgt wird.

Diese Zahlen machen noch einmal mehr deutlich, wie wichtig es ist, den richtigen Zeitpunkt einer Operation nicht zu verpassen, um die lebensbedrohlichen Folgen zu vermeiden.

■ 2. Dissektionen

■ Welche Ursachen können zu einer Aortendissektion führen?

Einige erbliche Erkrankungen des elastischen Bindegewebes, wie z. B. das Marfan-, Turner-, Noonan- oder Ehlers-Danlos-Syndrom, können eine Aortendissektion begünstigen. Da das Marfan-Syndrom in diesem Zusammenhang eine wichtige Rolle spielt, ist ihm ein eigenes Kapitel gewidmet (s. S. 25). Das Turner-Syndrom wird durch eine Störung der Geschlechtschromosomen ausgelöst. Beim Noonan-Syndrom zeigen die Patienten ein dem Turner-Syndrom ähnliches äußeres Erscheinungsbild, besitzen jedoch keine Störung ihrer Geschlechtschromosomen. Das Ehlers-Danlos-Syndrom wird durch die erbliche Fehlentwicklung eines Eiweißes (Kollagen) bestimmt, das unter anderem im Bindegewebe, in Sehnen, Bändern, Knorpel oder Knochen vorkommt. Dadurch können die Betroffenen z. B. ihre Gelenke überstrecken oder die Haut aufgrund der hohen Elastizität über das normale Maß in Falten abziehen (siehe S. 129).

Andere angeborene Faktoren, die mit einer Dissektion vergesellschaftet sein können, sind Aortenklappenvariationen, die nicht wie normal drei Klappensegel, sondern nur zwei oder ein Segel aufweisen. Dasselbe gilt für eine Verengung der Aorta im Bereich des Übergangs vom Aortenbogen in die Aorta descendens (Aortenisthmusstenose). Dissektionen bei Patienten mit erblichen Ursachen oder mit angeborenen Faktoren für eine Dissektion finden meistens vor dem 40. Lebensjahr statt.

Auch im Rahmen einer Schwangerschaft kann es durch Änderungen im Hormonhaushalt und durch die Mehrbelastung des Kreislaufs zu einer Dissektion kommen, wobei etwa die Hälfte der Frauen, die in der Schwangerschaft eine Dissektion erleiden, älter als 40 Jahre sind.

Degenerative Erkrankungen der Aortenwand führen oft erst nach dem 40. Lebensjahr zur Dissektion. Das Gleiche trifft auf Patienten mit einem Bluthochdruck zu, der für diese Altersgruppe der wichtigste begünstigende Faktor einer Dissektion darstellt. Denn durch die übermäßige mechanische Belastung wird die Aortenwand geschwächt. Ein extremer Blutdruckanstieg wie z. B. bei anstrengender sportlicher Aktivität kann auch bei scheinbar gesunden jüngeren Patienten zu einer plötzlichen Dissektion führen.

Auch die Arteriosklerose kann durch eine Störung der Nährstoffversorgung der Aortenwand mit zu einer Dissektion beitragen.

Natürlich begünstigen auch wie bei den Aneurysmen Traumen oder Entzündungen Dissektionen.

Außerdem können auch ärztliche Maßnahmen – unter anderem im Rahmen von Herzkatheteruntersuchungen (S. 46) oder Herzoperationen –, wenn auch nur zu einem sehr geringen Prozentsatz, zu einer Verletzung der Aorta mit anschließender Dissektion führen.

▪ Klassifikation der Dissektionen

Die Dissektionen werden nicht nur zeitlich nach dem Zeitpunkt ihrer Entstehung, sondern auch nach der Lokalisation des Entrys (zur Erinnerung: Bereich, in dem das Blut aus der Aorta in die geteilte Aortenwand eintritt) eingeteilt. Beide Einteilungen spielen eine entscheidende Rolle bei der Entscheidung zur operativen Therapie sowie zur Einschätzung des operativen Risikos.

Das *akute* Stadium der Dissektion beinhaltet die ersten 14 Tage, das *subakute* umfasst die ersten zwei Monate nach der Dissektion. Zwei Monate nach der stattgehabten Dissektion spricht man dann von einer *chronischen* Dissektion.

Die Klassifikation der Dissektionen erfolgt historisch nach dem berühmten amerikanischen Chirurgen DeBakey (Abb. 14).

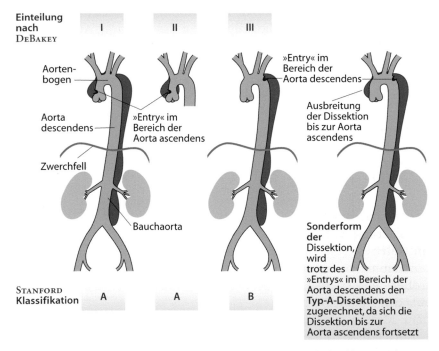

Abb. 14. Klassifikation der Dissektionen nach DeBakey und Stanford. Erklärung siehe Text

- **Typ-I-Dissektionen** erstrecken sich von der Aorta ascendens bis zur Bauchaorta (etwa 72% der Dissektionen).
- **Typ-II-Dissektionen** sind auf die Aorta ascendens beschränkt (etwa 10–19% der Dissektionen).
- **Typ-IIIa-Dissektionen** sind im Bereich der proximalen Aorta descendens.
- **Typ-IIIb-Dissektionen** setzen sich von der Aorta descendens bis auf die Bauchaorta fort.

Die Typ-III-Dissektionen haben einen Anteil von weniger als 25%.

Die *Stanford-Einteilung*, nach der amerikanischen Universität bezeichnet, vereinfacht diese Klassifikation, der Erstbeschreiber dieser Einteilung ist Daily:

- Alle Dissektionen, bei denen das Entry (also ihr Ursprung) im Bereich der Aorta ascendens liegt, werden als **Typ A** und
- die, die bei denen sich das Entry in der Aorta descendens befindet, als **Typ B** bezeichnet.
- Eine **Sonderform** stellen Dissektionen dar, die das Entry im Bereich der Aorta descendens haben und sich von dort aus bis in die Aorta ascendens fortsetzen. Diese Dissektionen werden dann unabhängig vom Ort ihrer Entstehung als **Typ A** bezeichnet, da die Aorta ascendens mit in die Dissektion einbezogen ist.

Wir werden hier im Weiteren die Stanford-Einteilung verwenden.

■ Wie häufig ist eine Aortendissektion?

In der Literatur wird das Vorkommen von Dissektionen in der Bevölkerung zwischen 0,1 und 0,8% angegeben und das jährliche Auftreten mit 5–20 Personen pro Million Menschen. Dabei sind Männer mit einer Rate von 2:1 bis 5:1 wesentlich häufiger betroffen als Frauen. Tritt eine Dissektion vor dem 40. Lebensjahr auf, dann handelt es sich dabei meistens um Patienten, die an einem Marfan-Syndrom erkrankt sind. Der Altersgipfel für Typ-A-Aortendissektionen liegt zwischen 50 und 55 Jahren und der bei Typ-B-Dissektionen zwischen 60 und 70 Jahren.

■ Wie sind die Beschwerden (Symptome) bei Aortendissektion?

Der Beginn einer Aortendissektion lässt sich in über 90% der Fälle auf ein plötzlich eingetretenes Ereignis mit starken Schmerzen im Brustkorb zurückführen. Der Schmerz wird durch den Riss der bei einer Dissektion betroffenen Aortenwandschichten ausgelöst, da die Aortenwand sehr gut mit Nerven versorgt ist. Ist der Schmerz vorne im Brustkorb, dann handelt es sich meistens um eine Typ-A-Dissektion, während Schmerzen im hinteren Bereich des Brustkorbs für eine Typ-B-Dissektion sprechen. Wenn die Dissektion im Bereich der Aorta ascendens startet und sich über die gesamte Aorta ausbreitet, dann sind die Schmerzen nicht nur im vorderen Bereich des Brustkorbs spürbar, sondern sie wandern vom Nacken und Kiefer, dem Bereich zwischen den Schulterblättern, dem Rücken und dem Lendenbereich bis zur Leiste. Eine schmerzlose Dissektion tritt äußerst selten auf.

Es kann auch zum Austritt von roten Blutkörperchen durch die kranke Aortenwand kommen, so dass sich auch auf diese Weise in Körperhöhlen Blut als ein Erguss sammeln kann. Da dieser Vorgang nicht zu einem schnellen Blutverlust führt, stellt er im Gegensatz zur drohenden Ruptur per se keine plötzliche lebensbedrohende Gefahr dar.

Die Gefahr bei Dissektionen ist wie bei den Aortenaneurysmen die Ruptur mit einem plötzlichen, massiven Blutverlust in die angrenzenden Körperhöhlen. Durch den schnellen Blutverlust ist ein ausreichender Kreislauf nicht mehr aufrechtzuerhalten. Die Folgen des Kreislaufversagens sind Schock, d. h. der Patient ist blass, kaltschweißig, der Pulsschlag ist sehr hoch und der Blutdruck entsprechend niedrig, sowie Bewusstlosigkeit und Tod. Dieser Zustand bedeutet höchste Lebensgefahr, der Patient hat nur noch durch eine sofortige Notfalloperation eine geringe Chance zu überleben.

Durch die Ausbreitung des falschen Lumens kann das wahre Lumen der Aorta so eingeschränkt werden, dass nur noch wenig Blut durch diesen Bereich gelangt. Die sich anschließende Aorta wird mangeldurchblutet, d. h. der Blutdruck ist hier niedrig, während der Blutdruck in der Aorta vor der Verengung sehr hoch ist, da das Blut diesen Bereich nicht schnell genug passieren kann.

Im Rahmen von Dissektionen können auch die Gefäße, die ihren Ursprung in der Aorta haben, in Mitleidenschaft gezogen werden. Durch den Blutfluss im falschen Lumen der Aorta können die Gefäßabgänge der Aorta eingeengt oder ganz verlegt werden, so dass die durch diese Gefäße betroffenen Organe oder Gliedmaßen entweder minderdurchblutet oder gar nicht mehr mit Blut versorgt werden. Diese Situation ist natürlich noch ausgeprägter, wenn das Blut nur durch ein Entry in die Aortenwand eintritt und sich entlang der Aorta ausbreitet, ohne durch ein Reentry wieder Verbindung zum wahren Lumen finden. Das Reentry würde in diesem Fall, wo sich das Blut in der Aortenwand staut, eine Abflussmöglichkeit und somit einen Druckausgleich gewährleisten. Durch die Druckentlastung auf die beeinträchtigten Gefäße wird deren Durchblutung im Allgemeinen wieder verbessert. Eine Gerinnselbildung (Thrombosierung) im falschen Lumen kann auch zu Durchblutungsstörungen in den betroffenen Bereichen führen.

Eine Verlegung, d. h. Einengung der Gefäßabgänge kann ebenso durch die Dissektionsmembran selbst kommen, die sich vor den Gefäßabgang legt.

Die Beschwerden, die durch die Minderdurchblutung entstehen, sind abhängig von den jeweilig betroffenen Gefäßabgängen sowie von dem jeweiligen Ausmaß der Minderdurchblutung. Auch ist es nicht ganz einfach zu unterscheiden, ob die Beschwerden von einer Dissektion oder von anderen Krankheiten hervorgerufen werden. Liegen dissektionsbedingte Durchblutungsstörungen der Äste der Aorta vor, dann ist die Sterblichkeitsrate deutlich erhöht.

Im Folgenden werden nun die Beschwerden der Durchblutungsstörungen der Äste der Aorta blutstromabwärts besprochen. Im ersten Abschnitt wird dabei zusätzlich noch auf mögliche Beschwerden durch die Störung der Aortenklappenfunktion eingegangen.

Minderdurchblutung der Äste der Aorta ascendens (Herzkranzgefäße)

Bei Beeinträchtigung der Gefäße, die das Herz mit Blut versorgen (Herzkranzgefäße), können typische Herzinfarktzeichen, wie z. B. Engegefühl oder starke Schmerzen in der Brust, EKG- und Labor-Veränderungen, die eigentliche Ursache des Herzinfarkts, nämlich die Dissektion, verschleiern. Je nach Ausmaß der Durchblutungsstörung des Herzens kann es sogar zum plötzlichen Herzversagen kommen. Auch eine im Rahmen der Dissektion plötzlich auftretende Aortenklappeninsuffizienz kann das Herz überlasten, so dass es versagt. Eine Aortenklappeninsuffizienz entsteht durch die Ausbreitung des falschen Lumens in Richtung Aortenklappe entgegengesetzt den eigentlichen Blutstrom in der Aorta. Dabei können sich die Aufhängungen (*Kommissuren*) der Aortenklappensegel lösen. Daraus resultiert eine Verschlussundichtigkeit der Herzklappe. Eine andere Ursache für eine Aortenklappeninsuffizienz sind Bindegewebserkrankungen, die das Entstehen einer Dissektion begünstigen. Vor allem beim Marfan-Syndrom kann der Klappenring im Herzen so erweitert (*dilatiert*) sein, dass die Klappensegel sich nicht mehr zum Klappenschluss aneinanderlegen können.

Durchblutungsstörung der Äste des Aortenbogens

Bei einer Minderperfusion der Gefäßabgänge des Aortenbogens sind das Gehirn und die Arme betroffen. Bei Beeinträchtigung der Gehirndurchblutung treten bleibende oder vorübergehende Funktionseinschränkungen des Gehirns bis hin zum Bild eines Schlaganfalls (*Apoplex*) auf. Ist die Armdurchblutung gestört, dann kann man nur noch einen schwachen oder keinen Puls am Handgelenk tasten. Meistens ist die Durchblutung des linken Arms weniger häufig beeinträchtigt als die des rechten.

Thorakoabdominelle Durchblutungsstörungen

Ist die Leberdurchblutung nicht ausreichend, so kommt es zum Untergang von Lebergewebe sowie zur Funktionseinschränkung der Leber, was eine Gelbsucht nach sich ziehen kann. Eine Minderdurchblutung des Darms verursacht heftige Bauchmerzen und kann bis zum Darminfarkt führen, d. h. die entsprechenden Bereiche des Darms sterben ab. Auch Magendarmblutungen können auftreten.

Sind die Nierenarterien minderdurchblutet, dann reduzieren sie je nach Ausmaß der Durchblutungsstörung ihre Funktion oder stellen sie sogar ganz ein, d. h. die Urinausscheidung lässt nach bzw. erlischt völlig. Der Urin kann auch blutig sein. Meistens ist die linke Niere betroffen, was aber eine Beteiligung der rechten nicht ausschließt. Manchmal kann auch nur die Durchblutung der rechten Niere vermindert sein. Ist eine Niere nicht mehr durchblutet, so kann sich dies durch einen Flankenschmerz bemerkbar machen, der jedoch nicht immer vorhanden sein muss.

Eine Mangeldurchblutung des Rückenmarks kann eine vorübergehende oder bleibende Schädigung verursachen. Es kann dabei zu Störungen der Beinbeweglichkeit bis hin zu einer kompletten Querschnittslähmung kommen.

Von einer gestörten Beindurchblutung betroffen ist häufig das linke Bein aufgrund des Verlaufs der Dissektion, die sich im Bereich der Aufteilung der Aorta in die Beckengefäße (Bifurkation) meistens in die Wand des linken Beckengefäßes fortsetzt. Dabei bleibt das rechte Beckengefäß in der Regel unversehrt. Bemerkbar macht sich eine Minderdurchblutung des Beckengefäßes durch heftige Schmerzen in der Hüfte, der Gesäß- und Oberschenkelmuskulatur sowie durch eine Pulslosigkeit des betroffenen Beins. Ist die Durchblutungsstörung nicht mehr ausreichend zur Aufrechterhaltung der Versorgung des Beins oder ist die Durchblutung ganz eingestellt, dann geht das Gewebe des Beins zugrunde. Im Falle einer unwiderruflichen Schädigung kann nur noch eine Amputation helfen.

Durchblutungsstörungen im Beckenbereich können auch zur Impotenz führen.

Ist die Durchblutung im Bereich der Aortenteilung in die Beckengefäße ganz unterbrochen, treten Beschwerden entsprechend den bereits beschriebenen Symptomen auf, die mit einer Durchblutungsstörung der Beckengefäße einhergehen.

Die Möglichkeiten der Variationen der Durchblutungsstörungen der Organe, des Rückenmarks bzw. der Gliedmaßen sind vielfältig, ebenso wie das Bild der Beschwerden, das sich daraus ergibt.

Wie werden Aortendissektionen therapiert?

Eine plötzliche (akute) Dissektion kann sowohl in Aorten mit normalem oder fast normalem Durchmesser als auch bei einem vorher vorhandenem Aortenaneurysma auftreten. Bei Vorliegen von dissektionsbegünstigenden Krankheiten entscheidet man sich dann schon frühzeitig für eine operative Therapie, um die lebensbedrohlichen Folgen zu vermeiden. Die Größe der Aortendurchmesser, die für eine geplante Operation spricht, ist bereits ausführlich im Kapitel „Wie werden Aortenaneurysmen therapiert und wann ist der richtige Zeitpunkt für eine operative Therapie?" (siehe S. 29) beschrieben.

Generell ist bei allen Patienten mit einer Dissektion der Blutdruck niedrig zu halten!

■ Bei *Typ-A-Dissektionen* beträgt die Wahrscheinlichkeit innerhalb kurzer Zeit nach dem Auftreten der Erkrankung daran zu sterben nahezu 100%. Dabei stellt die Ruptur der Aorta die häufigste und die Aorteninsuffizienz die zweithäufigste Todesursache der Patienten mit einer Typ-A-Dissektion dar. Eine weitere akut lebensbedrohliche Situation ist die Unterbrechung der Durchblutung der Herzkranzgefäße durch die Verlegung, d.h. das Verstopfen ihrer Abgänge. Um all diese Gefahren zu vermeiden, ist bei der Feststellung einer akuten Typ-A-Dissektion eine notfallmäßige Operation angezeigt.

Bei einer seit längerem bestehenden (chronischen) Typ-A-Dissektion ist, wenn die Patienten sich mit den Zeichen einer Ruptur oder einer kritischen Aortenklappeninsuffizienz vorstellen, ebenfalls eine Notfalloperation erforderlich.

■ Demgegenüber ist bei *Typ-B-Dissektionen* die Rupturgefahr deutlich niedriger. Da hier in der Regel das Risiko in der akuten Phase einer Notfalloperation wesentlich höher ist als die Behandlung der Erkrankung mit Medikamenten, verzichtet man auf die Notfalloperation, sofern nicht andere lebensbedrohende Begleiterkrankungen vorliegen. Dazu gehören neben der drohenden Ruptur die Durchblutungsstörung von Organen, dem Rückenmark oder der Gliedmaßen. Wichtig ist in diesem Zusammenhang, den Blutdruck medikamentös niedrig zu halten. Als geeignet haben sich zu diesem Zwecke Betablocker erwiesen. Das sind Medikamente, die die Pumpkraft des Herzens verringern und die Herzfrequenz, d.h. den Pulsschlag, senken. Zusätzlich finden noch Medikamente Einsatz, die die Schlagadern weitstellen (*Vasodilatoren*). Dadurch wird der Blutdruck gesenkt und der Rupturgefahr bzw. der weiteren Ausbreitung einer Dissektion entgegengewirkt.

Lassen sich der Blutdruck oder die Schmerzen nicht zufriedenstellend mit Medikamenten einstellen, ist auch dies ein Grund für eine operative Therapie.

Bei länger bestehender (chronischer) Typ-B-Dissektion ist der Ersatz der Aortenbereiche, die einen größeren Durchmesser als 5 cm aufweisen, ebenso angezeigt wie der von Aortenbereichen, deren Durchmesser innerhalb eines halben Jahres um mehr als 1 cm zunehmen.

■ Wie ist die Prognose der Dissektion mit und ohne Therapie?

Die Prognose von nichtbehandelten Dissektionen ist äußerst schlecht. Eine Untersuchung hat ergeben, dass etwa 50% der Patienten mit einer nichtbehandelten Dissektion innerhalb der ersten 48 Stunden, 84% innerhalb von drei Monaten und 92% innerhalb eines Jahres nach der Dissektion sterben. Haupttodesursache ist dabei die Ruptur der Aorta.

In die Literatur werden folgende Überlebensraten 30 Tage nach der Operation einer Dissektion angegeben:

Betroffener Aortenbereich	Überlebenrate in Prozent
■ Aorta ascendens:	
– akut	68%
– chronisch	91%
■ Aortenbogen:	
– akut	57%
– chronisch	81%
■ Aorta descendens:	
– akut	50%
– chronisch	86%
■ Thorakoabdominelle Aorta:	
– akut	55%
– chronisch	92%

Wie wird ein Aneurysma oder eine Dissektion von meiner Ärztin oder meinem Arzt diagnostiziert (festgestellt)?

Aneurysmen

Wie Sie bereits wissen, bleiben Aneurysmen meist unerkannt, bis sie eine gewisse Größe erreicht haben und entsprechende Beschwerden hervorrufen, es sei denn, sie werden im Rahmen anderer Untersuchungen schon vorher zufällig entdeckt. Aneurysmen im Bauchraum können dem Patienten oder dem Hausarzt durch dem Herzschlag zeitgleiche (*synchrone*) Erschütterungen (*Pulsationen*) der Bauchregion auffallen.

■ Zuerst werden Sie dann zu der Art Ihrer Beschwerden und den Bedingungen befragt, unter denen sie auftreten. Die **Krankengeschichte** (*Anamnese*) wird erhoben.

■ Es folgt eine **körperliche Untersuchung**. Da Aneurysmen der Aorta im Brustkorb gut geschützt liegen, können sie nicht von außen getastet werden. Der Arzt muss sich hier eines Stethoskops bedienen. Das Stethoskop ist eine Art „Hörrohr", um die Geräusche, die die Herzklappen beim Klappenschluss verursachen, an bestimmten Punkten des Brustkorbs abzuhören. Im Fachjargon spricht man von *auskultieren*. Ist z. B. durch die Erweiterung der Aorta ascendens auch die Aortenklappe in Mitleidenschaft gezogen, so entstehen charakteristische Strömungsgeräusche des Bluts beim Fluss durch die erkrankte Herzklappe.

Demgegenüber können Aneurysmen im Bauchraum, die größer als 5 cm sind, meistens durch die Bauchdecke getastet werden.

■ Sind die Beschwerden im Bereich des Brustkorbs, dann wird zum Ausschluss einer Durchblutungsstörung des Herzens auch ein **EKG** (*Elektrokardiogramm*) geschrieben. Das EKG spiegelt die elektrische Aktivität des Herzens wider, die bei Durchblutungsstörungen in typischer Weise verändert wird.

■ Ein einfaches **Röntgenbild** des Brustkorbs kann bereits den ersten Hinweis auf eine erweiterte Aorta bzw. auf ein Aortenaneurysma geben.

Bei Aneurysmen im Bauchraum sieht man auf Röntgenbildern oft Verkalkungen der Aneurysmawand.

■ Durch eine **Ultraschalluntersuchung** (*Echoverfahren*) des Brustkorbs kann der Anfang der Aorta ascendens und die Aortenklappe sowie deren Funktionsfähigkeit beurteilt werden. Um den Aortenbogen und die absteigende Aorta darzustellen, ist ein „Schluckecho" erforderlich, das als *transösophageale Ultraschalluntersuchung* bezeichnet wird. Dazu wird die Ultraschallsonde geschluckt. Diese Untersuchung erlaubt es, sowohl das Herz als auch die Aorta im Brustraum von der Speiseröhre und vom Magen aus zu beurteilen.

Ist die Erkrankung der Aorta im Bereich des Bauchraums, dann kann das Ausmaß der Aortenerweiterung mit einer Ultraschalluntersuchung durch die Bauchdecke festgestellt werden.

Zur weiteren Abklärung dienen eine Angiographie, eine Computertomographie oder eine Kernspintomographie. Welche der Untersuchungsmethoden für Sie in Frage kommt, entscheidet Ihr Arzt, darüber hinaus ist dies auch abhängig von der Verfügbarkeit der entsprechenden Geräte.

■ Bei der **Angiographie** wird in örtlicher Betäubung z. B. über die Beinschlagader in der Leiste ein ganz dünner Plastikschlauch (*Katheter*) bis zum Aneurysma eingeführt. Über diesen Katheter wird Kontrastmittel gespritzt, das beim Durchleuchten (Röntgen) sichtbar ist. Das mit Kontrastmittel gefüllte Aneurysma kann so auf einem Röntgenbild festgehalten werden. Allergische Kontrastmittelreaktionen sind heutzutage selten.

■ Bei der **Computertomographie** (CT) wird die Körperregion mit dem Aneurysma scheibchenweise geröntgt. Zur besseren Darstellung des Aneurysmas wird zusätzlich Kontrastmittel verwendet, das z. B. über eine Vene des Arms gespritzt wird. Es verteilt sich im ganzen Körper, also auch im Aneurysma.

■ Bei der **Spiralcomputertomographie** (Spiral-CT) wird nicht scheibchenweise, sondern spiralig geröntgt, so dass dieses Verfahren eine zweidimensionale Darstellung erlaubt.

■ Die **Kernspintomographie** (MRT) verwendet als bildgebendes Verfahren Magnetfelder. Auf die Magnetfelder reagiert der Körper mit dem Austritt von elektromagnetischen Wellen. Diese Signale aus verschiedenen Aufnahmepositionen lassen sich mit Hilfe eines Rechners zu einem zwei- oder dreidimensionalen Bild zusammensetzen. Der Fortschritt der Technik ermöglicht es mittels der Kernspintomographie sehr hohe Auflösungen und somit die Darstellung kleiner Strukturen zu erreichen.

■ **Mögliche zusätzliche Untersuchungen.** Wichtig ist es bei Vorliegen eines Aortenaneurysmas, eine Durchblutungsstörung des Herzens, d. h. eine koronare Herzerkrankung auszuschließen, da es im Rahmen der Operation der Aortenaneurysmen bei Patienten mit Durchblutungsstörungen am Herzen zu einem Herzinfarkt kommen kann. So ist z. B. bei geplanter Operation der Bauchaortenaneurysmen die Sterblichkeit häufig auf einen Herzinfarkt zurückzuführen.

Liegt der Verdacht einer koronaren Herzerkrankung vor, so ist die Durchführung einer *Herzkatheteruntersuchung* ratsam. In lokaler Betäubung wird dabei über die Beinschlagader in der Leiste oder über die Armschlagader in der Ellenbeuge ein dünner Katheter bis zum Herzen eingeführt. Über diesen Katheter gelangt

Kontrastmittel in die linke und rechte Herzkranzarterie. Durch Röntgen können dann die Verengungen oder Verschlüsse der Herzkranzarterien direkt nachgewiesen werden. Fehlfunktionen der Aortenklappe lassen sich ebenfalls durch die Herzkatheteruntersuchung feststellen und beurteilen.

Sprechen Ihre Vorgeschichte, Ihre Beschwerden und der Krankheitsverlauf für zusätzliche Durchblutungsstörungen anderer Arterien, dann sollte dies vor der geplanten Aneurysmaoperation mit abgeklärt werden. Sind die Durchblutungsstörungen höhergradig, besteht nämlich die Möglichkeit diese bei der Operation gleich mit zu behandeln.

Dissektionen

Aufgrund der lebensbedrohlichen Natur der Aortendissektionen muss die Diagnosestellung sofort geschehen, damit die lebensrettende Therapie unverzüglich durchgeführt werden kann. Zur Bestätigung der Diagnose Dissektion dient der Nachweis der Dissektionsmembran mit bildgebenden Verfahren. Dazu gehören die Ultraschallschalluntersuchung, die Computertomographie bzw. die Spiralcomputertomographie, die Kernspintomographie oder die Angiographie. Von diesen Methoden hat die Ultraschalluntersuchung den wesentlichen Vorteil, dass sie in den meisten Kliniken sofort verfügbar ist und direkt am Patientenbett auf der Intensivstation oder aber auch im Operationssaal durchgeführt werden kann. Lässt sich die Dissektionsmembran nicht durch den Brustkorb mittels Ultraschall ausmachen, hilft das Schluckecho weiter.

Zur Durchführung der anderen Untersuchungen muss der Patient erst in eine andere Abteilung oder gar ein anderes Krankenhaus verlegt werden, wodurch kostbare Zeit verloren gehen kann. Zur Darstellung der Dissektion sowie ihrer Ausdehnung am besten geeignet ist die Kernspintomographie, nachteilig ist jedoch, dass dieses Verfahren nicht überall zu Verfügung steht und damit den Zeitfaktor ungünstig beeinflusst.

Wie Sie nun schon von der Therapie der Dissektionen wissen, entscheidet sich die Dringlichkeit einer sofortigen Operation nach dem Entstehungsort der Dissektionsmembran. So ist bei Typ-

A-Dissektionen (siehe S. 37) eine schnellstmöglichste Diagnosesicherung und Operation erforderlich. Demgegenüber kann bei der Typ-B-Dissektionen, sofern keine Rupturgefahr oder Durchblutungsstörungen vorliegen, eine reguläre Computertomographie oder eine reguläre Kernspintomographie durchgeführt werden. Ist jedoch ein Patient mit einer Typ-B-Dissektion nicht kreislaufstabil, dann müssen die o.g. Untersuchungen ebenfalls auf dem schnellsten Wege erfolgen, um die sich anschließende Notfalloperation nicht zu verzögern.

Bei Dissektionen stellt sich die Frage, ob die Durchführung einer Herzkatheteruntersuchung in dieser Situation sinnvoll ist oder nur eine unnötige Zeitverzögerung darstellt. Bei einer Typ-A-Dissektion ist eine Herzkatheteruntersuchung vor der Notfalloperation wegen der dadurch möglichen Begünstigung einer Ruptur nicht empfehlenswert. Demgegenüber sollte bei Patienten mit einer Typ-B-Dissektion vor einer möglichen geplanten Operation routinemäßig eine Herzkatheteruntersuchung durchgeführt werden.

Welche Maßnahmen sind im Notfall zu ergreifen?

Die Patienten mit einer plötzlichen Dissektion oder einem Aortenaneurysma, das eine lebensbedrohliche Situation bedingt, müssen sofort vom Notarzt in ein entsprechendes Krankenhaus gebracht werden, das eine herzchirurgische bzw. chirurgische Abteilung besitzt, die für die Therapie solcher Erkrankungen gewappnet ist.

Unerlässlich ist es bei drohender Ruptur den Blutdruck zu senken. Dadurch wird die Wandspannung der erkrankten Aortenwand reduziert. Das verringert den Druck auf die erkrankte Aorta und kann die drohende Ruptur verzögern. Der Kreislauf kann dadurch meistens lange genug stabilisiert werden, um den Operationssaal zu erreichen.

Können Aneurysmen und Dissektionen auch zusammen auftreten?

Auf dem Boden eines Aneurysmas kann die Aortenwand ausgedünnt sein, so dass durch Einreißen der innersten Wandschichten eine Dissektion entstehen kann.

Andererseits kann eine Dissektion auch zu einer aneurysmatischen Erweiterung der Aorta führen.

Rund um die Aortenchirurgie

Wie entwickelte sich die Aortenchirurgie?

Aneurysmen

Die erste schriftliche Überlieferung der Behandlung eines Blutgefäßes durch eine Unterbindung (*Ligatur*) stammt von einem berühmten indischen Chirurgen zwischen 800 und 600 v. Chr.

Im ersten Jahrhundert n. Chr. wurden Blutungen durch manuelles Abdrücken, durch Verdrehung der Schlagader, blutstillende Mittel oder Unterbindung der Schlagader behandelt. Die erste Niederschrift der Ursachen und der Therapie eines Aneurysmas findet sich im zweiten Jahrhundert von Antyllus. Er führte frühzeitig Operationen durch, bei denen er vor und nach dem Aneurysma eine Unterbindung vornahm, um so das Aneurysma auszuschalten. Das Wort „Aneurysma" stammt aus dem Griechischen.

Galen, der drei Jahre als Chirurg der Gladiatoren im alten (antiken) Rom praktizierte, beschrieb Folgendes: „Wenn die Arterien erweitert sind, so wird diese Erkrankung als Aneurysma bezeichnet." Bereits damals erkannte er, dass bei einer Verletzung des Aneurysmas das Blut nur so herausströmt und es schwierig ist, die Blutung zu stillen.

Das Gefährliche bei der Unterbindung von Schlagadern ist, dass dabei das Gefäß erodiert werden kann. Dies kann eine Blutung verursachen.

Mitte des 16. Jahrhunderts beschloss Ambroise Paré, einer der berühmtesten Chirurgen der Renaissance, blutende Gefäße von Kriegsverletzungen nicht mehr mit heißem Eisen oder Öl zu behandeln, sondern die Blutung mit einer Ligatur zum Stillstand zu bringen, um den Patienten die grausamen Schmerzen einer Verbrennung zu ersparen.

Der früheste Versuch ein Blutgefäß unter Erhaltung des Blutflusses wieder herzustellen wurde erst im 18. Jahrhundert unternommen.

Im 19. Jahrhundert beschrieb Matas Operationsverfahren, bei denen das Aneurysma eröffnet und Eingang und Ausgang des Aneurysmasacks von innen vernäht wurden. Eine Variante dazu stellte das teilweise Zunähen dar, wobei der Blutfluss erhalten blieb. Auch wurde versucht durch Fremdmaterialien wie z. B. Silberdrähte die Blutgerinnung im Bereich des Aneurysmas zu aktivieren, damit sich Gerinnsel bilden, die das Aneuyrsma verschließen oder zumindest die Rupturgefahr senken sollten. Ende des 19. Jahrhunderts wurde zum ersten Mal in Tierexperimenten eine durchtrennte Arterie wieder zusammengefügt. 1901 ersetzte Payr ein Stück der Beinschlagader durch eine Vene. Unglücklicherweise starb der Patient am dritten Tag nach der Operation infolge einer Lungenentzündung. Das mit der Vene überbrückte Stück der Beinschlagader war allerdings noch offen.

Die Ligatur blieb bis dahin zumindest für die Aorta das Mittel der Wahl. Tuffier versuchte 1902 thorakale Aortenaneurysmen zu ligieren. Ein Patient verstarb jedoch 30 Tage nach der Operation aufgrund einer Blutung, die durch den Gewebsuntergang des abgebundenen Aneurysmas verursacht wurde. Drei weitere Patienten, die Tuffier mit dieser Methode behandelte, starben. 1914 übernähte Kummel ein rupturiertes thorakales Aneurysma. Jedoch auch dieser Versuch scheiterte. Ein direktes Angehen der Aneurysmen war bis 1940 selten. 1944 gelang es Ochsner erfolgreich ein sacciformes Aneurysma mit einer Klemme auszuklemmen und es unterhalb dieser Klemme mit Nähten von der Aorta zu trennen. 1952 wurde ein Bauchaortenaneurysma durch ein Stück Aorta eines Verstorbenen ersetzt. Nachteilig bei diesem Verfahren, Aneurysmen durch Teile einer Aorta von Verstorbenen zu ersetzen, ist die frühe Degeneration derselben mit einem möglichen Klaffen der Nahtreihe, die die Verbindung zwischen der gespendeten und der Aorta des Patienten bildet. Die dadurch entstehenden Undichtigkeiten (*Lecks*) können zu mehr oder minder starken Blutungen führen. Auch besteht hier natürlich – zwar nur geringfügig – die Gefahr der Übertragung möglicher Krankheiten. Bessere Ersatzmöglichkeiten für die Aorta mussten gefunden werden.

1953 operierten DeBakey und Cooley erfolgreich ein thorakales Aneurysma.

Ein wichtiger Aspekt bei der Entfernung des aneurysmatischen Aortenbereichs war, die Erhaltung des Blutflusses im sich anschließenden Stück der Aorta. Bei kleineren sacciformen Aneurysmen war dies kein Problem, sie konnten entfernt und der verbleibende kleine Defekt der Aortenwand übernäht werden. Demgegenüber musste der Defekt bei fusiformen oder ausgedehnten sacciformen Aneurysmen durch einen Ersatz überbrückt werden.

Im Laufe der Zeit wurden zu diesem Zweck aus synthetischem, gewebten Gewebe Rohrprothesen gefertigt. Dazu musste einerseits das richtige Material gefunden und anderseits eine blutdichte Prothese hergestellt werden. Um das Blutungsproblem zu beheben, wurden die Vorläufer der heutigen Prothesen während der Operation vor der Implantation mit Plasma des Patienten vorbehandelt. Deswegen bezeichnete man sie als „baked graft" (gebackene Prothese). Heutzutage werden die Prothesen von den Firmen so gefertigt, dass sie durch eine Imprägnierung schon primär blutdicht sind.

Dissektionen

1761 wurden dissezierende Aneurysmen von Morgagni beschrieben. König Georg II. von Großbritannien und Irland starb 1760 an den Folgen einer Aortendissektion. Nicholls führte die innere Leichenschau (*Sektion*) von König Georg II. durch und beschrieb die Todesursache als Folge einer Herzbeuteltamponade, verursacht durch eine Verletzung der inneren Aortenschicht sowie eine Trennung der Aortenwandschichten. Diese Befunde sind als lebensbedrohliche Folgen typisch für eine Dissektion. Latham stellt 1855 erstmals die Diagonse einer Dissektion bei einem lebenden Patienten.

Die erste Operation einer Dissektion wurde 1935 von Gurin und seinen Kollegen durchgeführt. 1955 führten DeBakey, Cooley und Creech eine *Fenestration* (Fensterungsoperation) bei einer

Dissektion der thorakalen Aorta durch. Bei dieser Operation wird zwischen dem wahren und dem falschen Lumen der Aorta eine Verbindung geschaffen (siehe auch S. 114). Morris und seine Kollegen waren die ersten, die 1963 eine akute Dissektion der Aorta ascendens operierten. Der Verlauf des Patienten wurde aufgrund einer Verschlussundichtigkeit der Aortenklappe weiter verfolgt. 1977 erfolgte dann der Ersatz der Aortenklappe. Das falsche Lumen blieb bei dem Patienten ohne Ausbildung eines Aneurysmas offen und es ging dem Patienten gut, als er 1990 zu einer Kontrolluntersuchung kam.

Im Jahre 1965 veröffentlichte Ergebnisse von DeBakey, Cooley und anderen zeigten eine Überlebensrate von 79% bei 179 Operationen von Aortendissektionen.

Welche Möglichkeiten gibt es, falls außer dem Ersatz der Aorta ascendens ein Aortenwurzelersatz bzw. ein Aortenklappenersatz nötig ist?

■ Welche Herzklappentypen werden heute verwendet?

Um einen Aortenwurzel- bzw. einen Aortenklappenersatz in Kombination mit einem Ersatz der Aorta ascendens durchzuführen, gibt es mehrere Möglichkeiten; die Operation selbst wird in einem späteren Kapitel besprochen. An dieser Stelle werden nun die verschiedenen Herzklappentypen mit Ihren Vor- und Nachteilen dargestellt.[1]

Da die Herzklappen sehr stark beansprucht werden, müssen sie so beschaffen sein, dass sie jahrelang einwandfrei funktionieren.

Bei den Klappenprothesen unterscheidet man zwischen biologischen und mechanischen Herzklappen.

---

[1] Noch eingehendere Informationen über Herzklappen finden Sie in: K. Bauer, J. Ennker: Patientenratgeber Operationen am Herzen – Herzklappenchirurgie. Steinkopff, Darmstadt

Zunächst zu den **mechanischen Herzklappen**, den eigentlichen „Kunstklappen". Sie besitzen einen äußeren Ring aus synthetischem Gewebe (Dacron oder Teflon), der dazu dient, die Herzklappenprothese in den Klappenring des Patienten einnähen zu können. Die Herzklappen selbst bestehen hauptsächlich aus einer Metall- oder Carbon-Legierung. Die heutzutage verwendeten modernen mechanischen Herzklappen werden, je nach der Beschaffenheit des Ventilmechanismus, in Einzel-Kippscheibenprothesen und Doppel-Kippscheibenprothesen eingeteilt.

Die modernen Einzel- und die Doppel-Kippscheibenprothesen unterscheiden sich nur in ganz geringfügigen Nuancen, die die Gerinnselbildung (Thrombogenität), die Lautstärke des Prothesengeräusches oder die Durchflusseigenschaften des Blutes betreffen.

Man kann also davon ausgehen, dass diese Herzklappen länger als die voraussichtliche Lebenserwartung ihres Trägers halten.

Bei den *Einzel-Kippscheibenprothesen* (Abb. 15 a) wird die Ventilfunktion durch eine kreisrunde Scheibe erzielt. Diese wird asymmetrisch, je nach Klappenmodell durch unterschiedliche Konstruktionen, im Klappenring festgehalten.

Bei den *Doppel-Kippscheibenprothesen* (Abb. 15 b) erfüllen zwei Flügel die Ventilfunktion. Die Flügelaufhängung ist symmetrisch in der Mitte des Klappenrings.

Die **biologischen Herzklappenprothesen** bestehen, wie der Name schon vermuten lässt, aus natürlichem Gewebe. Dabei kann es sich um tierische oder menschliche Herzklappenprothesen handeln. Die tierischen Herzklappenprothesen werden als *Xenograft* und die menschlichen als *Homograft* bezeichnet. Letztere werden verstorbenen Menschen entnommen, die einer Organspende zugestimmt haben.

Bei den biologischen Herzklappen unterscheidet man solche, bei denen tierisches Gewebe oder Herzklappensegel auf ein Gerüst aus Kunststoff (im Fachjargon als „Stent" bezeichnet) aufgenäht werden (Abb. 15 c), von den gerüstlosen („stentless") Herzklappen (Abb. 15 d). Die gestenteten Herzklappen besitzen alle einen äußeren Nahtring aus synthetischem Gewebe, der die Implantation erleichtert.

■ Der entscheidende Vorteil der **biologischen Herzklappenprothesen** ist, dass hier nicht regelmäßig blutgerinnungshemmende

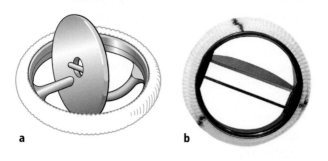

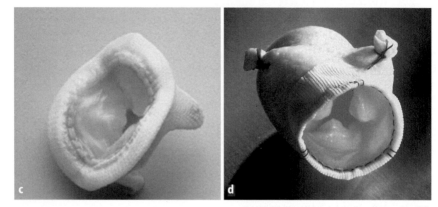

Abb. 15. a Mechanische Herzklappe: Einzel-Kippscheibenprothese (Medtronic Hall™);
b mechanische Herzklappe: Doppel-Kippscheibenprothese (Medtronic Advantage heart
valve®); **c** gerüsttragende biologische Herzklappe: Aortenklappensegel vom Schwein werden auf ein Gerüst aufgezogen (Medtronic Mosaic aortic®); **d** gerüstlose biologische Herzklappe: Herzklappe vom Schwein (Medtronic Freestyle®)

Medikamente (wie z. B. Marcumar) eingenommen werden müssen. Bei gerüsttragenden biologischen Herzklappenprothesen wird die Einnahme der blutverdünnenden Medikamente meistens während der ersten drei Monate nach der Herzklappenoperation durchgeführt, bis das Kunststoffgerüst von körpereigenem Gewebe überzogen ist und nicht mehr zu einer Gerinnselbildung führen kann.

Bei gerüstlosen oder menschlichen Herzklappen ist die Einnahme von blutverdünnenden Medikamenten nicht erforderlich.

Ein weiterer Vorteil der gerüstlosen biologischen Herzklappen ist, dass durch das Fehlen des Gerüstes im Vergleich zu gerüsttragenden Herzklappen bei gleichen Herzklappengrößen die Klappenöffnungsfläche größer ist und somit das Herz weniger Arbeit leisten muss, um das Blut durch die neue Herzklappe zu pumpen. Je weniger das Herz leisten muss, um so besser und schneller kann es sich von seiner Herzklappenerkrankung erholen. Eine Verlängerung der Lebenserwartung bereits bei Einsatz gerüstloser Herzklappenprothesen ist auch in der Literatur beschrieben worden. Allerdings ist die Implantation einer gerüstlosen Herzklappe technisch aufwändiger und bei verkalkter Aortenwand nicht immer möglich.

Da die Herzklappenprothesen aus natürlichem Material sind, ist bei ihnen das für die mechanischen Herzklappenprothesen so typische klickende Geräusch bei der Herzklappenflügelbewegung nicht vorhanden.

Ein Nachteil der Gewebeherzklappen ist ihre derzeit noch eingeschränkte Haltbarkeit.

■ Der wesentliche Vorteil der **mechanischen Herzklappenprothesen** (Kunststoffklappen) ist ihre praktisch unbegrenzte Haltbarkeit: Sie erfüllen ihre Funktion in der Regel bis ans Lebensende.

Der Nachteil der Kunststoffklappen ist die Notwendigkeit einer lebenslangen Einnahme von blutverdünnenden Medikamenten (*Antikoagulantien*), die die Bildung von Blutgerinnseln an dem künstlichen Material der Herzklappenprothese verhindern. Dies macht auch deutlich, wo die Gefahren der Kunstklappen liegen. Ist die Blutverdünnung (Antikoagulierung) nicht ausreichend, können sich Thromben an der Kunstklappe bilden, die sich lösen und als

Emboli die Schlagadern verstopfen können. Gelangt solch ein losgelöstes Gerinnsel in das Gehirn, kann es zur Ausbildung eines Schlaganfalls kommen. Natürlich kann es bei überschießender Blutverdünnung auch zu Blutungen kommen.

Bei den mechanischen Herzklappen können Sie ein typisches Klicken bei der Flügelbewegung hören. Solange dieses Geräusch vorhanden ist, wissen Sie, dass Ihre implantierte Herzklappe einwandfrei funktioniert.

Für einen kombinierten Ersatz von Aortenwurzel und Aorta ascendens sehr gut geeignet sind schließlich Rohrprothesen mit einer integrierten mechanischen oder biologischen Herzklappenprothese. Man bezeichnet sie im Fachjargon als *Conduit* oder *Composite* (Abb. 16).

■ Welche Herzklappe ist für mich die Richtige?

Die Wahl Ihrer Herzklappe sollten Sie in einem Gespräch zusammen mit Ihrer Operateurin oder Ihrem Operateur treffen. Generell lässt sich keine grundsätzlich gültige Regel aufstellen, die jedem Patienten einen bestimmten Klappentyp zuordnet.

Im Gegensatz zu einer alleinigen (isolierten) Herzklappenoperation ist hier auch entscheidend, welches Operationsverfahren für Sie zum kombinierten Ersatz der Aortenklappe bzw. -wurzel und der Aorta ascendens geeigenet ist. Auf diese speziellen Operationstechniken wird später noch ausführlich eingegangen (s. S. 88).

Vor der Auswahl der Herzklappe werden folgende Faktoren in Erwägung gezogen:
■ Art der geplanten Operation?
■ Wie alt ist der Patient?
■ Bestehen andere Gründe, z.B. Herzrhythmusstörungen (Vorhofflimmern), die sowieso eine Blutverdünnung erfordern?
■ Sind Begleiterkrankungen vorhanden, die eine Blutverdünnung nicht erlauben?
■ Besteht Kinderwunsch bei Frauen im gebärfähigen Alter? (Die Einnahme von blutverdünnenden Medikamenten kann während der Schwangerschaft das Kind gefährden.)
■ Wie sind die Lebensgewohnheiten des Patienten?

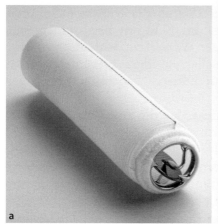

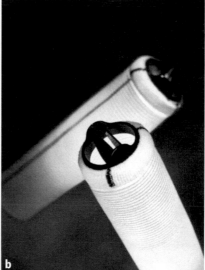

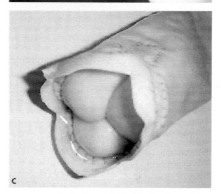

Abb. 16. Conduit oder Composite, eine klappentragende Rohrprothese: **a** Rohrprothese mit integrierter mechanischer Einzel-Kippscheibenprothese (Medtronic Hall[TM] Collagen-Impregnated Aortic Valved Rotatable Conduit), **b** Rohrprothese mit integrierter mechanischer Doppel-Kippscheibenprothese (SJM® Masters Series Aortic Valved Graft), **c** biologisches Conduit, eine Rohrprothese mit integrierter gerüstloser biologischer Herzklappenprothese (Shelhigh klappentragender Aortenkonduit NR-2000C)

■ Ist der Patient dialysepflichtig? (Durch die Dialyse [Verfahren, das beim Versagen der Nieren das Blut von bestimmten Substanzen reinigt und dem Körper Wasser entzieht] degenerieren biologische Herzklappen schneller, so dass hier mechanische Herzklappen bei Patienten mit höherer Lebenserwartung von Vorteil sind.)

■ Lebt der Patient in einem Umfeld, das die zuverlässige Einnahme des blutverdünnenden Medikamentes nach der Verordnung des Arztes nicht gewährleistet? Oder lebt der Patient im Ausland, wo die regelmäßige Kontrolle des Gerinnungswertes nicht möglich ist oder das blutverdünnende Medikament nicht immer in ausreichender Dosierung vorhanden ist?

■ Gibt es Unverträglichkeiten bei der Einnahme des blutverdünnenden Medikamentes?

■ Müssen weitere Herzklappen ersetzt werden?

■ Wie ist die Art und die Schwere der Herzkrankheit?

■ Was ist der persönliche Wunsch des Patienten?

In einem Gespräch zwischen Arzt und Patient lässt sich unter Berücksichtigung der o.g. Faktoren die jeweils richtige Herzklappe finden. Wichtig bei dieser Wahl ist Ihr Wunsch, denn Sie müssen entscheiden, ob sie für den Rest ihres Lebens ein blutverdünnendes Medikament einnehmen oder lieber darauf verzichten und sich damit ggf. einer zweiten Herzoperation unterziehen müssen.

Wie lange muss ich auf die Operation warten?

Liegt eine lebensbedrohliche Situation vor, dann gibt es in Deutschland keine Wartezeiten, so dass hier die Operation unverzüglich erfolgt. Den Notfalleingriffen gegenüber stehen planbare (*elektive*) Operationen. In aller Regel gibt es hier Wartezeiten von einer bis zu drei Wochen. Natürlich kann diese Wartezeit aufgrund verschiedener Faktoren variieren. Bei Operationen, die nicht notfallmäßig sind, jedoch keinen Aufschub erlauben, spricht man von *dringlichen Eingriffen*. Hier beträgt die Wartezeit einen Tag oder aber nur wenige Tage.

Wie kann ich die verbleibende Zeit vor der Operation sinnvoll nutzen?

Natürlich sollten Patienten, die zur Operation kommen, auch entsprechend vorbereitet sein, damit für die Operation die bestmöglichen Ausgangsbedingungen vorliegen und das Risiko entsprechend niedrig ist. Dies ist selbstverständlich nur dann möglich, wenn es sich um eine planbare, also elektive Operation und nicht um einen Notfall handelt. Notfalloperationen stellen eine Ausnahmesituation dar. Aufgrund der lebensbedrohlichen Situation ist die Operation in diesen Fällen sofort durchzuführen.

■ Zum Zeitpunkt der Klinikaufnahme sollte sichergestellt sein, dass keine Erkältungen oder andere **Infektionen** vorliegen. Wichtig ist auch, dass die **Zähne saniert** sind, da vereiterte Zähne im Rahmen der Operation eine lebensbedrohliche generalisierte Infektion (*Sepsis*) auslösen können.

Gelangen Infektionserreger ins Blut, so besteht bei Patienten mit einer Operation, bei der körperfremdes Gewebe eingepflanzt (*implantiert*) wird, die Möglichkeit, dass sich an diesen Implantaten oder an der Herzinnenhaut eine Infektion festsetzt.

■ Wenn Sie sich nach der Herzoperation auf der Intensivstation das Leben erleichtern wollen, was die Atmung und Ihre Lunge betrifft, so ist es sehr empfehlenswert, schon mindestens 6 Wochen vor der Operation mit dem **Rauchen** aufzuhören. Interessanterweise hat sich nämlich herausgestellt, dass ein plötzlicher Nikotinentzug unmittelbar vor der Herzoperation nachteilig ist.

Bei Rauchern ist die Lunge stärker verschleimt. Die Atmung ist häufig flach und das Schleimabhusten sehr mühsam. Deshalb müssen Raucher nach einer Herzoperation oft länger an der Beatmungsmaschine bleiben als Nichtraucher.

■ Falls Sie an einer **Lungenerkrankung** leiden, sollten Sie sich von Ihrem Lungenfacharzt für die Operation vorbereiten lassen. Wichtig ist jedoch auch dabei, dass Ihr Blutdruck gut eingestellt ist.

■ Trotz der vielen Kontrolluntersuchungen gespendeten Blutes verbleibt immer noch ein ganz geringes Risiko, sich bei **Fremdblutübertragungen** mit ansteckenden Krankheiten (z. B. HIV-Infektionen – dies entspricht dem Krankheitsbild AIDS, Leberentzündungen u.a.) zu infizieren. In der Regel kommt man aufgrund moderner Methoden der intraoperativen Blutrückgewinnung bei Wahlherzoperationen ohne Fremdblutübertragung aus. Möchte man jedoch ganz sicher sein, sich bei gegebenenfalls doch nötigen Blutübertragungen nicht mit ansteckenden Krankheiten zu infizieren, so besteht die Alternative der **Eigenblutspende.** Heute zählt die Gelegenheit der Eigenblutspende zum Standard. Ob die Eigenblutspende möglich ist, hängt von der Schwere Ihrer Herzkrankheit ab. Sie können diese Entscheidung zusammen mit Ihrem Hausarzt oder dem Team der Herzklinik treffen.

In aller Regel kann jedoch bei unkomplizierten Operationen und normalem Ausgangswert des Blutfarbstoffes *(Hämoglobin)* auf eine Fremdblutgabe verzichtet werden.

■ Die **Medikamente,** die Sie regelmäßig bekommen, sind vor der Operation in gewohnter Weise weiter einzunehmen. Eine Ausnahme stellen blutverdünnende Medikamente dar. Die Thrombozytenaggregationshemmer, wie z.B. Aspirin, Colfarit, Godamed, Asasantin, Persantin, Tyklid, Monobeltin u.a. sollten acht Tage und Marcumar vier Tage vor der Operation abgesetzt werden. Von der Herzklinik erhalten Sie ein Schreiben mit Ihrem Aufnahmetermin und der Aufforderung, die blutverdünnenden Medikamente wie oben beschrieben abzusetzen. Beim Absetzen von Marcumar ist es erforderlich, diese Phase mit Heparin zu überbrücken. Sie können letzteres genau mit Ihrem Hausarzt besprechen und planen.

Um entspannt und ausgeruht zur Operation zu gehen, empfiehlt es sich, einige Tage vorher mit der Arbeit aufzuhören. Auch dies erleichtert Ihnen die Genesung nach der Herzoperation.

Welche Untersuchungen und Befunde sind vor der Operation nötig?

Man unterscheidet zwischen Untersuchungen, die schon im Vorfeld durchgeführt worden sind und solchen, die direkt in der Herzklinik vor der Operation erforderlich sind.

■ Gerade bei Operationen, bei denen fremdes Material eingepflanzt (implantiert) wird, ist es wichtig, vor der Operation Entzündungsherde (*Foci*) im Körper auszuschließen. Streuen solche Entzündungsherde, können sie zur Infektion des implantierten Fremdmaterials führen. Zum Ausschluss von Entzündungsherden ist eine **Untersuchung der Zähne** beim Zahnarzt sowie ein **Röntgenbild der Nasennebenhöhlen** erforderlich. Findet sich hier ein Infektionsherd, so muss bei nicht notfallmäßigen Operationen dieser erst durch die entsprechende Therapie behandelt werden. Ist die Infektion ausgeheilt, so spricht man von einem sanierten Infektionsherd, und der Operation steht von dieser Seite aus nichts mehr im Wege.

■ Wie verhält es sich denn mit einer **Herzkatheteruntersuchung?** Wie bereits erwähnt, ist eine Herzkatheteruntersuchung bei einer Typ-A-Dissektion nicht ratsam, da es sonst nur zu unnötigen Zeitverzögerungen kommt, die den Patienten gefährden können. Zumal die Durchführung eines Herzkatheters bei Patienten mit einer Typ-A-Dissektion aufgrund der Rupturgefahr oder der Begünstigung der Ausbreitung des falschen Lumens ebenfalls sehr riskant ist.

Bei geplanter Operation einer Typ-B-Dissektion sollte routinemäßig eine Herzkatheteruntersuchung durchgeführt werden.

Dies gilt auch für geplante Operationen von Aortenaneurysmen bei Verdacht auf eine koronare Herzerkrankung. Die koronare Herzerkrankung erfordert eine Therapie, wenn signifikante höhergradige Verengungen der Herzkranzgefäße vorliegen, so dass eine ausreichende Versorgung des Herzens mit Blut nicht mehr sichergestellt ist. Liegt eine operationsbedürftige koronare Herzerkrankung vor, so kann dann entschieden werden, ob diese vor oder, je nach Lokalisation der Aortenwanderkrankung, gleichzeitig mit der Aortenoperation erfolgt. Dabei werden die verengten Herzkranzgefäße mit *Bypasses* versorgt. Ein Bypass ist eine Umgehungsleitung aus körpereigener Beinvene oder Schlagader, die das Herz nach der Engstelle des Herzkranzgefäßes mit Blut versorgt. Der Herzkatheterbefund wird in Form eines Filmes, eines Videos oder einer CD sowie der schriftlichen Befundung an die herzchirurgische Klinik übergeben. Der Herzkatheterbefund stellt sozusagen die „Operationslandkarte" für das operierende Team dar, mit Hilfe derer die verengten Stellen (*Stenosen*) der Herzkranzgefäße gefunden werden können. Besteht eine operationsbedürftige koronare Herzerkrankung, die nicht beachtet wird, so kann es im Rahmen der Aortenoperation zu erheblichen Kreislaufproblemen sowie zu einem Herzinfarkt kommen. Bei risikoreichen Herzkatheteruntersuchungen ist es empfehlenswert, diese in einem Zentrum durchführen zulassen, wo eine schnelle chirurgische Versorgung bei Notfallsituationen gewährleistet ist.

■ Der Stationsarzt oder die Stationsärztin erhebt die **Krankengeschichte** (*Anamnese*) und untersucht Sie zur Erstellung eines Aufnahmebefundes. Danach wird entschieden, welche zusätzlichen Untersuchungen noch bei Ihnen durchgeführt werden müssen.

■ Die meisten Patienten sind im Rahmen der Voruntersuchung schon geröntgt. Ist das **Röntgenbild** nicht älter als 8 Tage und in der Zwischenzeit keine neue Erkrankung wie z. B. eine Lungenentzündung aufgetreten, so kann auf eine weitere Röntgenaufnahme verzichtet werden.

■ Eine **Herzultraschalluntersuchung** (*Echokardiographie*) wird bei speziellen Fragestellungen in der Herzklinik vor der Operation durchgeführt, wie z. B. zur Darstellung der Dissektionsmembran bei einer Typ-A-Dissektion oder von zusätzlich bestehenden Herzklappenfehlern.

■ Des Weiteren müssen Sie sich auch **Blutentnahmen** unterziehen. Sie dienen zur Bestimmung der Blutgruppe, zur Austestung der Verträglichkeit Ihres Blutes mit den für Ihre Operation sicherheitshalber bereitgestellten Blutkonserven, zur Aussage über Organfunktionen, über Blutkörperchen und Entzündungszeichen.

Blutuntersuchungen, die zur Feststellung von durch Blut übertragbaren Krankheiten dienen, werden heute fast routinemäßig vor allen geplanten Operationen durchgeführt. Zu diesen Krankheiten zählen entzündliche Lebererkrankungen (Hepatitis A, Hepatitis B, Hepatitis C) und HIV mit dem Krankheitsbild AIDS. Ein HIV-Test ist für Sie aus rechtlichen Gründen wichtig. Falls Sie bei der Operation eine Fremdblutübertragung benötigen, besteht ein geringes Restrisiko, sich mit einer der oben genannten Krankheiten anzustecken. Daher ist es unerlässlich zu beweisen, dass man vor der Operation diese Infektion nicht schon mitgebracht hat. Des Weiteren kann durch eine Operation bei einem HIV-positiven Patienten ein akutes Stadium der Krankheit ausbrechen, so dass Risiko und Nutzen einer Operation in solchen Fällen sorgfältig abzuwägen sind. Liegt ein akutes Stadium einer entzündlichen Lebererkrankung vor, sollte diese vor der Operation zuerst auskuriert sein, da sonst ein zu hohes Operationsrisiko in Kauf genommen werden muss.

■ Eine weitere wichtige Untersuchung ist der **Lungenfunktionstest**, bei dem Sie aufgefordert werden, in bestimmter Weise ein- und auszuatmen. Durch diese Ergebnisse können verschiedene Lungenerkrankungen und deren Ausmaß festgestellt werden. Gegebenenfalls kann noch eine spezielle Vorbereitung der Lunge vor der Herzoperation erforderlich sein.

■ Ist die Ursache der Aortenerkrankung die Verkalkung der Schlagadern, die *Arteriosklerose*, so können auch die Halsschlagadern davon betroffen sein. Dieses kann jedoch mittels einer **speziellen Ultraschalluntersuchung** der Halsschlagadern festgestellt werden. Bei höhergradig eingeengten Halsschlagadern und entsprechender Krankengeschichte des Patienten mit Schlaganfällen oder anfallsweiser Bewußtlosigkeit (*Synkopen*) sollte für jeden Patienten individuell in Abhängigkeit von der geplanten Aortenoperation der beste Zeitpunkt für die Operation an der Halsschlagader gefunden werden. Dabei bestehen drei Möglichkeiten: Die Operation an der Halsschlagader kann einige Zeit vor, gleichzeitig oder einige Zeit nach der Aortenoperation durchgeführt werden.

■ Bei Patienten, die in der Vergangenheit von einem Schlaganfall, Bewusstlosigkeit, Gefühlsstörungen oder Muskelschwächen berichten, werden vor der Operation von einem Facharzt für Nervenheilkunde (*Neurologe*) **neurologische Untersuchungen** durchgeführt. Dasselbe gilt auch für Patienten, die eine höhergradige Verengung der Halsschlagadern ohne Beschwerden haben.

Wie viele Tage vor der Operation werde ich in der Herzklinik stationär aufgenommen?

Um Ihnen einen möglichst kurzen Krankenhausaufenthalt zu ermöglichen, sind meistens die wichtigsten Voruntersuchungen schon vorher durchgeführt worden, so dass die Aufnahme in das Herzzentrum in aller Regel einen Tag vor der geplanten Operation erfolgt. Falls wichtige Untersuchungen, die in Ihrem Heimatkrankenhaus oder von Ihrem Hausarzt nicht durchgeführt werden konnten, nachträglich durchgeführt werden müssen, kann es auch zu Verschiebungen des voraussichtlichen Operationstermins kommen.

Gelegentlich muss aufgrund dringender Notfälle der Termin einer Operation verschoben werden, wobei es sich hier in aller Regel nur um einen Tag handelt. In diesen Ausnahmesituationen wird um Ihr Verständnis gebeten.

Was geschieht am Tag vor der Operation?

Wie bereits oben beschrieben, werden zunächst fehlende Untersuchungen ergänzt und die direkt vor der Operation notwendigen Routineuntersuchungen durchgeführt.

Das Gespräch mit dem Patienten ist dabei von allergrößter Bedeutung. Der Stationsarzt klärt Sie ausführlich über die Risiken und den Verlauf der Operation auf. Scheuen Sie sich nicht, Fragen zu stellen. Das ärztliche Team ist immer bereit, Ihre persönlichen Fragen zu beantworten, um Ihnen die Angst und die Ungewissheit vor der anstehenden Operation zu lindern.

Am Tag vor der Operation kommt auch der Narkosearzt oder die Narkoseärztin zu Ihnen und bespricht mit Ihnen den Verlauf der Narkose. Dabei werden Ihnen noch verschiedene Fragen gestellt, z. B. ob Sie schon einmal eine Narkose bekommen haben, wenn ja, wie Sie diese vertragen haben etc.

Ebenso stellt sich der Operateur oder die Operateurin bei Ihnen vor, um die geplante Operation mit Ihnen zu besprechen.

Auch hier haben Sie die Möglichkeit, ungeniert zu fragen, was Sie wissen möchten.

Mit einem abführenden Medikament oder einem Einlauf wird Ihr Darm entleert. Im Rahmen der Operation fördert der Darm die Nahrungsreste nicht oder nur wenig weiter, so dass eine Fäulnisbildung entsteht. Die dadurch entstehenden Gase führen zu Blähungen, welche Ihnen das Atmen nach der Operation erheblich erschweren können. Besonders wichtig ist die Darmsäuberung bei Patienten, die schon Bauchoperationen hinter sich gebracht haben, denn diese können aufgrund von Verwachsungen zu lebensbedrohlichen Darmverstopfungen führen. Damit der entleerte Darm nicht wieder gefüllt wird, gibt es zum Abendessen nur eine Suppe oder einen Brei.

Da die Haare als Träger von vielen Keimen eine Infektionsquelle darstellen, wird die Körperbehaarung im Operationsbereich entfernt. Dazu wird ein hautschonender Rasierapparat eingesetzt. Nach dieser Prozedur empfiehlt es sich zu duschen, um die abrasierten Haare wegzuspülen.

Ab 22.00 Uhr müssen Sie nüchtern bleiben, d.h. Sie dürfen nichts mehr essen und ebenso nichts mehr trinken. Letzteres ist für die geplante Narkose sehr wichtig, damit bei der Narkoseeinleitung kein Mageninhalt über die Luftröhre in die Lunge gelangt und dort Entzündungen oder eine Verlegung der Atemwege auslöst.

Ihr Reisegepäck und Ihre Wertgegenstände werden von den Schwestern der Station sicher weggeschlossen. Nur das Nötigste, wie z.B. Ihre Waschutensilien, eine Brille, Hörgeräte, spezielle Medikamente oder die dritten Zähne folgen Ihnen in einer kleinen Plastikkiste auf die Intensivstation. Nun sind Sie nur noch mit dem Flügelnachthemd vom Krankenhaus bekleidet, mit dem Sie am nächsten Tag auch in den Operationsbereich gelangen.

Damit Sie in der Nacht vor Ihrer Operation gut schlafen können und sich nicht zu viele Sorgen machen, bekommen Sie noch eine starke Schlaftablette.

■ Was geschieht am OP-Tag vor und nach der Operation?

Damit Sie entspannt zur Operation kommen, erhalten Sie vorher noch eine Beruhigungstablette. Viele Patienten sind dadurch schon so müde, dass sie sich nach der Operation nicht mehr genau erinnern können.

Je nachdem, ob Sie an erster oder an zweiter Stelle auf dem OP-Plan stehen, werden Sie früh morgens oder im Laufe des Vormittags in den Operationstrakt gebracht. Natürlich kann es auch hier durch Notfälle zu Änderungen kommen. An der OP-Schleuse, das ist der Übergangsbereich zum Operationstrakt, nimmt Sie zunächst das OP-Personal in Empfang. Es folgt das Umbetten von Ihrem Bett auf den Operationstisch. Danach werden Sie in einen kleinen Raum vor dem eigentlichen Operationssaal gefahren. Hier erwartet Sie das Narkoseteam, bestehend aus einer Pflegekraft und einem Narkosearzt bzw. einer -ärztin (*Anästhesist/in*).

Bevor die Narkose beginnt, ist es noch nötig, einige „Zugänge" zu legen. Das bedeutet, dass Verweilkanülen in Venen der Hand oder des Armes gelegt werden, über die dann die zur Narkose erforderlichen Medikamente gespritzt werden können. Des Weiteren ist für die Herzchirurgie die „blutige" Blutdruckmessung unumgänglich.

Dazu wird in die Unterarm- und/oder Leistenschlagader ein dünner Katheter gelegt, über den der Blutdruck dauerhaft gemessen wird. Die Blutdruckmessung in der Arm- und in der Leistenschlagader ist bei Aortenoperationen für die Blutdruckkontrolle wichtig, da es beim Ausklemmen des erkrankten Aortenbereichs zu erheblichen Schwankungen kommen kann. Bei Patienten mit Dissektionen der Aorta ist es wichtig den Blutdruck sowohl in der Arm- als auch in der Leistenschlagader zu bestimmen, da es hier durch die Blutdurchströmung des falschen Lumens zu Blutdruckunterschieden kommen kann. Blut, das aus diesen Kathetern entnommen wird, lässt zusätzlich noch eine Aussage über die Sauerstoffversorgung des Blutes durch die Lunge zu. Selbstverständlich erhalten Sie eine örtliche Betäubung, bevor irgendeine Nadel in Ihre Haut eindringt.

Nun beginnt die eigentliche Narkose. Eine Maske, aus der 100% Sauerstoff kommt, wird Ihnen vor das Gesicht gehalten. Die verabreichten Medikamente lassen Sie müde werden. Sie schlafen ein. Da diese Medikamente auch die Atmung unterdrücken, überwacht der/die Narkosearzt/ärztin jetzt die Atmung für Sie und beatmet Sie mit der Maske. Anschließend wird eine schlauchartige Kunststoffröhre (*Tubus*) in Ihrer Luftröhre platziert und am Ende durch einen aufblasbaren Ballon („*cuff*") geblockt. Dadurch wird verhindert, dass die Beatmungsluft seitlich der Kunststoffröhre entweicht. Über diese Kunststoffröhre werden Sie nun beatmet.

Bei Operationen im Bereich der Aorta descendens kann es von Vorteil sein, die Beatmung mit einem Doppellumentubus durchzuführen. Das ist ein Beatmungsschlauch, der während der Operation eine separate Beatmung der linken oder rechten Lunge erlaubt. Der Operateur gelangt nämlich bei nichtbeatmeter linker Lunge besser zur Aorta descendens. Außerdem wird dann das Operationsfeld nicht durch die Beatmung der sich rhythmisch aufblasenden Lunge gestört. Die Sauerstoffaufnahme erfolgt in diesem Fall nur über die rechte, beatmete Lunge. Nach Beendigung der Operation wird dieser Beatmungsschlauch wieder durch einen einfachen ersetzt.

Eine Magensonde leitet Magensekret in einen Beutel ab, damit es während der Phase der künstlichen Beatmung nicht in die Lunge zurückläuft und hier eine Lungenentzündung hervorruft. Denn die zur Narkose nötigen Medikamente schalten eigene Schutzreflexe aus, die unter normalen Bedingungen verhindern, dass Magensaft in die Lunge gerät.

Danach werden noch weitere Katheter gelegt. Dies geschieht über eine der großen Halsvenen, meistens auf der rechten Seite. Einer dieser Katheter endet im Bereich vor dem rechten Vorhof und erlaubt die Gabe von Medikamenten direkt in das Herz. Somit können herzwirksame Medikamente ihre Wirkung am Ort des Geschehens schneller entfalten. Man bezeichnet ihn als *zentralvenösen Katheter*. Ein zweiter Katheter, die *Schleuse*, erlaubt das Einführen eines weiteren Katheters, der über das Herz hinaus bis in die Lungenschlagader eingeschwemmt wird. Mit diesem Katheter, dem *Pulmonaliskatheter*, kann das Blutpumpvolumen des Herzens pro Minute (*Herzminutenvolumen*) bestimmt werden. Man kann damit eine Aussage über die Herzpumpleistung und andere Kreislaufmessgrößen machen. Auch ein erhöhter Blutdruck im Lungenkreislauf lässt sich mit diesem Katheter feststellen.

Da es bei Operationen an der Aorta Situationen gibt, die eine schnelle Flüssigkeitsgabe (Volumengabe) erfordern, werden auch Katheter in die Venen gelegt, die einen entsprechend großen Durchmesser besitzen, damit möglichst viel Flüssigkeit in kurzer Zeit in den Körperkreislauf gelangen (*infundiert* werden) kann. Zur Überprüfung der Nierenfunktion bzw. der Ausscheidung während der Operation dient ein Blasenkatheter.

Der Narkosearzt ist nicht nur für das Legen der Katheter, die künstliche Beatmung und die Narkose verantwortlich, sondern er überwacht während der Operation auch die Kreislaufparameter, d. h. den Blutdruck, den Herzrhythmus oder EKG-Veränderungen.

Bei manchen Patienten werden aufgrund einer entsprechenden Krankengeschichte oder der Art der durchzuführenden Operation zusätzlich noch die Hirnströme mittels eines *Elektroenzephalogramms* (*EEG*) während der Operation abgeleitet. Auch dies fällt in das Aufgabengebiet der Narkoseärzte oder -ärztinnen.

Inzwischen wurde von dem OP-Pflegepersonal schon alles Nötige (Instrumente, Nahtmaterial etc.) für die geplante Operation vorbereitet. Je nach Operation ist der Einsatz der Herz-Lungen-Maschine bzw. anderer Pumpensysteme erforderlich. Diese werden von einem *Kardiotechniker* oder einer *Kardiotechnikerin* bedient. Nun werden Sie in den Operationssaal gefahren. Seit Beginn der Narkose sind Sie jedoch in der Welt der Träume und bekommen von alledem nichts mehr mit. Da Ihre Haut Träger vieler Bakterien und Keime ist, muss sie vor der Operation mit einer Desinfektionslösung gereinigt werden. Danach werden Sie mit sterilen Tüchern abgedeckt, wobei der Operationsbereich frei bleibt und mit einer durchsichtigen Folie abgeklebt wird. Diese Folie soll zusätzlich das Eindringen der Hautkeime in das Operationsfeld verhindern.

Der Verlauf der Aortenoperation selbst wird ausführlich im nächsten Kapitel beschrieben. Um des Zusammenhangs willen soll daher an dieser Stelle auf die Beschreibung der „Operationsstrategie" verzichtet werden.

Nach der Operation werden Sie entweder schon im Operationssaal von der künstlichen Beatmung befreit, so dass Sie wieder alleine Luft holen können, oder Sie gelangen noch beatmet schlafend auf die Intensivstation. Hier sind Sie an eine Vielzahl von

Geräten angeschlossen. Solange Sie auf der Intensivstation noch künstlich beatmet sind, können Sie aufgrund des Beatmungsschlauches (*Tubus*) in der Luftröhre nicht sprechen. Das Pflegepersonal wird Ihnen deshalb Fragen stellen, die Sie mit Kopfnicken beantworten können. Je nachdem, wie schnell Sie aus der Narkose erwachen, werden Sie von der Beatmungsmaschine befreit und die Kunststoffröhre aus der Luftröhre gezogen (*Extubation*). In aller Regel geschieht das 1–12 Stunden nach der Operation. Von jetzt an liegt es an Ihnen selbst, zu atmen und den Schleim gut abzuhusten. In den ersten Stunden nach der Extubation bleiben Sie noch nüchtern, so dass Sie bei nicht ausreichender Eigenatmung ohne Gefahr erneut an die künstliche Beatmung angeschlossen werden können. (Wie oben bereits beschrieben, verhindert diese Maßnahme ein Verschlucken von Mageninhalt in die Lunge, wodurch eine schwere Lungenentzündung ausgelöst werden kann.)

Die meisten Patienten können sich an die Entwöhnungsphase von der Beatmungsmaschine später nicht mehr erinnern.

Auf der Intensivstation werden Ihre Herz-/Kreislauffunktionen fortlaufend überwacht. Viele routinemäßige Maßnahmen dienen Ihrer Sicherheit, um etwaige Unregelmäßigkeiten schneller erkennen und unverzüglich erfolgreich behandeln zu können.

Wenn Sie an sich hinabblicken, werden Sie noch Wunddrainagen entdecken, von denen Sie meistens bis zum zweiten, dritten postoperativen Tag befreit werden. Wurde im Rahmen der Operation auch die Aortenklappe ersetzt oder repariert, so finden Sie neben den Wunddrainagen noch Schrittmacherkabel, die einige Tage nach der Operation gezogen werden.

Die krankengymnastische Betreuung ist gerade in den ersten Tagen nach der Operation für die Atmung sehr wichtig. Deswegen sollten Sie die Anweisungen des Pflegepersonals bezüglich des Atemtrainings uneingeschränkt befolgen, auch wenn es Ihnen manchmal schwer fällt. Es ist nur zu Ihrem Besten. Das Atemtraining dient zur Belüftung Ihrer Lunge. Dadurch wird verhindert, dass Lungenareale kollabieren (d. h. sich *Atelektasen* bilden, das sind nicht belüftete Lungenabschnitte). Warum ist es so wichtig, die Bildung von Atelektasen zu vermeiden? Atelektasen bieten die besten Voraussetzungen für Lungenentzündungen: Da sich der dort befindliche Schleim nicht abhusten lässt, finden Bakterien einen wunderbaren Nährboden. Damit Sie beim Schleimabhusten weniger Beschwerden haben, bekommen Sie eine Handtuchrolle, die Sie beim Husten gegen das Brustbein drücken können. Falls Sie Schmerzen bei der Atmung haben, scheuen Sie sich nie, nach einem Schmerzmittel zu fragen. Denn wir wissen, dass Patienten mit Schmerzen nicht tief einatmen und dadurch das Risiko einer Lungenentzündung deutlich erhöht ist. Außerdem möchten wir Ihnen die Zeit nach der Operation, auch was die Schmerzen betrifft, so angenehm wie möglich gestalten.

Bereits vor der Operation haben Sie auf der Station ein Atemtherapiegerät bekommen und hoffentlich auch schon fleißig mit diesem Gerät geübt. Das Gerät besteht aus drei Kugeln in durchsichtigen Kunststoffsäulen, die miteinander verbunden sind. An einem Schlauch mit einem Mundstück können die Kugeln durch tiefes Einatmen nach oben gezogen werden. Man bezeichnet dieses Atemgerät als *Triflo* (Abb. 17). Um die Atemübung richtig durchzuführen, nehmen Sie das Mundstück in den Mund und atmen zunächst tief aus, um anschließend wieder tief Luft holen zu können. Dabei sollten Sie die Bällchen der ersten beiden Kunststoffsäulen bis an das obere Ende derselben anheben und sie dort etwa drei bis vier Sekunden lang halten. Danach atmen sie wieder tief aus. Einen Trainingseffekt der Lunge erzielt man nur durch das Obenhalten der Bällchen während einiger Sekunden und nicht durch kurzes Anheben aller drei Bälle. Der dritte Ball muss beim Einatmen nicht unbedingt abheben (siehe Abb. 17). Falls Sie es dennoch schaffen, alle drei Bälle für einige Sekunden bis an das Dach der Kunststoffsäulen anzuheben, spricht dies für eine ausgezeichnete Lungenkapazität. Die Atemübung mit dem Triflo ist wichtig, denn Sie können und sollen sie nach der Operation selbständig stündlich 10- bis 20-mal durchführen, um die Belüftung der Lunge zu fördern und einer Lungenentzündung (*Pneumonie*) vorzubeugen.

Bei bekannter Lungenerkrankung besteht die Möglichkeit, sich bereits vor der Operation beim Lungenfacharzt oder in der Klinikan ein *nicht invasives Beatmungsgerät* zu gewöhnen. Dabei handelt es sich um ein Gerät, das über eine Nasen- oder Nasen-Mund-Maske Ihre Atmung unterstützt. Es erleichtert Ihnen somit

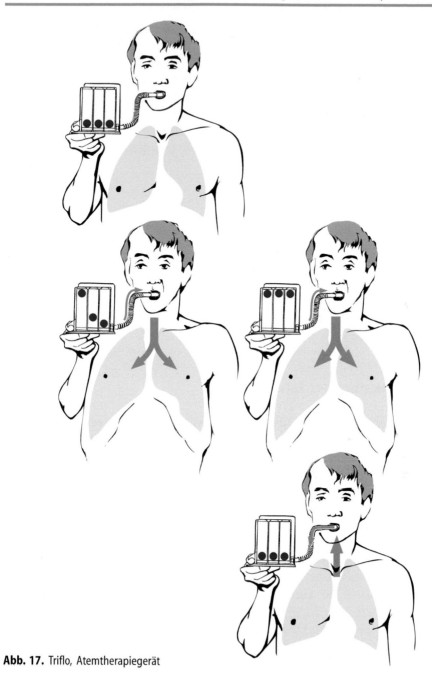

Abb. 17. Triflo, Atemtherapiegerät

nach der Operation die Atemarbeit und kann auch bei schweren Lungenerkrankungen längere Beatmungszeiten an der Beatmungsmaschine nach der Operation verhindern.

Ganz entscheidend für den weiteren Verlauf ist es auch, früh nach der Operation unter fachlicher Anleitung aufzustehen und zu laufen (*Mobilisation*). Dabei wird die Atmung vertieft, was zu einer besseren Belüftung der Lunge führt und dadurch der Ausbildung einer Lungenentzündung meistens keine Chance lässt.

Wie verläuft die Aortenchirurgie selbst?

Ziel der Operation ist es, die erkrankte Aorta zu ersetzen. Das gilt sowohl bei Aortenaneurysmen als auch bei -dissektionen. Wichtig ist es auch bei den Operationen an der Aorta, umliegende Strukturen, Nerven sowie Nervengeflechte, Gefäße oder Organe nicht zu verletzen.

■ Lagerung des Patienten

Zunächst wird der Patient so gelagert, dass die erkrankte Aorta für den Operateur gut zugänglich ist. Bei Operationen an der Aorta ascendens, dem Aortenbogen und der Bauchaorta erfolgt die Lagerung des Patienten auf dem Rücken, bei Operationen an der Aorta descendens und der thorakoabdominellen Aorta in rechter Seitenlage, wobei das Becken etwas nach hinten gedreht wird, damit die Leistenbeugen für einen möglichen Anschluss an ein *kreislaufunterstützendes Pumpensystem* frei zugänglich sind. Als kreislaufunterstützende Pumpensysteme werden hier die Herz-Lungen-Maschine, Zentrifugal- und Rollerpumpensysteme zusammengefasst, sie sind in den nächsten Abschnitten genauer beschrieben.

Wie bei jeder Operation wird die Haut mit einem speziellen Desinfektionsmittel desinfiziert, um die Hautkeime unschädlich zu machen. Dann wird der Patient unter sterilen Bedingungen mit Tüchern abgedeckt, wobei die Bereiche, in denen ein Hautschnitt erfolgt, frei bleiben.

Nun sind Sie sicher neugierig auf den weiteren Verlauf der Operation. Zunächst ist es allerdings sinnvoll, die Möglichkeiten und Funktionen der kreislaufunterstützenden Systeme näher zu erklären. Die eigentlichen Operationsverfahren werden dann im Anschluss beschrieben.

■ Kreislaufunterstützende Systeme

Je nach Art der geplanten Aortenoperationen kommen die Herz-Lungen-Maschine oder einfache Blutpumpen wie z. B. Zentrifugal- oder Rollerpumpen zur Verwendung. Wie der Name der Herz-Lungen-Maschine schon vermuten lässt, übernimmt sie die Funktion von Herz und Lunge. Außerdem kann sie auch die Körpertemperatur regulieren.

Alternativ dazu können Aortenerkrankungen, je nach Lokalisation und Dauer, allerdings auch ohne diese kreislaufunterstützenden Systeme operiert werden.

Der wesentliche Unterschied zwischen der Herz-Lungen-Maschine und den Zentrifugal- bzw. Rollerpumpensystemen liegt darin, dass Erstere die gesamte Herz- und Lungenfunktion übernehmen kann und damit das Ausschalten des Herzens und der Lunge aus dem Kreislauf ermöglicht wird, während Letztere meist nur einen gewissen Teil des Herzzeitvolumens übernehmen. Das Herzzeitvolumen ist das Blutvolumen, das das Herz pro Minute durch den Körper pumpt. Beim gesunden Herzen sind das etwa 4–7 Liter pro Minute.

All diesen Pumpensystmen ist gemeinsam, dass das Blut Kontakt zu fremden Oberflächen hat. Durch diesen Kontakt wird die Blutgerinnung aktiviert, was zur Bildung von Blutgerinnseln (*Thromben*) in der Blutbahn oder in den Pumpensystemen mit verheerenden Folgen führen kann. Um dies zu verhindern, wird die Blutgerinnung durch die Gabe von Heparin in entsprechender Dosierung gehemmt. Bei Heparinunverträglichkeiten gibt es alternative Medikamente. Manche Schläuche oder Oxygenatoren der Pumpensysteme sind bereits mit Heparin beschichtet. Dadurch kann die nötige Heparindosierung reduziert werden, da durch die Gabe von Heparin natürlich auch die Blutungsneigung gefördert wird, was die spätere Blutstillung nachteilig beeinflussen kann. Nach Entwöhnung des Kreislaufs von den Pumpensystemen wird die Heparinwirkung durch ein anderes Medikament, das Protamin, wieder aufgehoben. Die Blutgerinnung wird wieder aktiviert.

Herz-Lungen-Maschine

Die Herz-Lungen-Maschine übernimmt bei einem Herzstillstand die Funktion von Herz und Lunge. Dadurch kann das Herz ohne Folgen aus dem Kreislauf angeschaltet werden. Sie wird somit benötigt bei Operationen an der Aorta einschließlich der Aortenklappe, bei denen ein Herz- oder ein Kreislaufstillstand erforderlich ist. Um an die Aortenklappe zu gelangen und bei Operationen an der Aorta ascendens muss die Aorta ascendens eröffnet werden, so dass der Patient ohne einen Herzstillstand verbluten würde oder Luft in seinen Kreislauf gelangen könnte (Luftembolie). Keiner weiteren Erklärung bedarf sicherlich die Tatsache, dass es in einem blutigen Operationsbereich äußerst schwierig ist, Strukturen zu erkennen.

■ **Anschluss an die Herz-Lungen-Maschine.** Beginnen wir mit dem Anschluss der Herz-Lungen-Maschine via Aorta und rechten Vorhof bzw. obere und untere Hohlvene. Wir bezeichnen diesen im Weiteren als den *Standardanschluss* an die Herz-Lungen-Maschine.

Noch vor dem Hautschnitt werden die Schläuche für die Herz-Lungen-Maschine an den Kardiotechniker abgegeben, der sie mit dem Leitungssystem der Herz-Lungen-Maschine verbindet. Der Anschluss an den Körperkreislauf erfolgt jedoch erst zu einem späteren Zeitpunkt. Um zum Herzen zu gelangen wird, je nach Brustbeinlänge, ein etwa 15–20 cm langer Hautschnitt durchgeführt (Abb. 18). Durch die Unterhautschicht gelangt man auf das Brustbein, das mit einer schnellschwingenden Knochensäge in der Mitte längsgespalten wird. Um möglichst kein Fremdblut zu benötigen, wird von Beginn der Operation an auf eine sorgfältige Blutstillung geachtet. Ein Brustbeinsperrer drängt die beiden

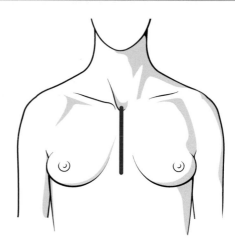

Abb. 18. Operativer Zugang zum Herzen: Schnitt in der Mitte des Brustkorbes

Brustbeinhälften auseinander. Man sieht nun den Herzbeutel und angrenzend die von feinem Gewebe (*Pleura*) überzogenen Lungen. Bei notfallmäßigen Operationen der Aorta ascendens kann ausgetretenes Blut bereits dunkel durch den Herzbeutel schimmern. Nach Eröffnung des Herzbeutels blickt man direkt auf das Herz. Die große Körperschlagader wird im Bereich des Austritts aus dem Herzbeutel vorsichtig freipräpariert und die Herznähte für die Kanülen der Herz-Lungen-Maschine werden gelegt. Setzt sich der zu ersetzende Teil der Aorta ascendens z.B. bis zum Übergang in den Aortenbogen fort, so werden die Herznähte in den gesunden Anfangsbereich des Aortenbogens gelegt, damit der davor liegende kranke Bereich auch ersetzt werden kann. Im nächsten Schritt wird die Herz-Lungen-Maschine (Abb. 19) angeschlossen. Dazu wird eine Kanüle in die große Körperschlagader (Aorta) und in den rechten Vorhof des Herzens eingebracht. Die Kanülen werden von sogenannten Tabaksbeutelnähten (Herznähten) fixiert. Die Kanüle in der Aorta bezeichnet man als arterielle und die im rechten Vorhof als venöse Kanüle. Die Kanülen werden jeweils mit den Schläuchen der Herz-Lungen-Maschine verbunden. Über die Kanüle im rechten Vorhof gelangt das sauerstoffarme Blut durch einen Schlauch, der Schwerkraft folgend, in einen Sammelbehälter der Herz-Lungen-Maschine. Das Blut aus dem Sammelbehälter muss nun wieder mit Sauerstoff angerei-

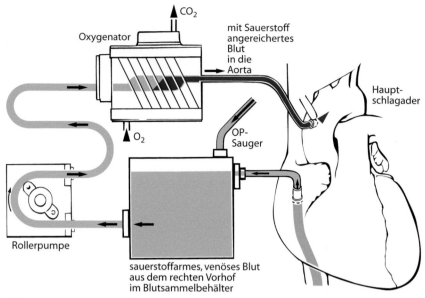

Abb. 19. Herz-Lungen-Maschine

chert und von Kohlendioxid befreit werden. Dies geschieht im Oxygenator (einer Art künstlichen Lunge). Zusätzlich kann das Blut durch einen Wärmetauscher sowohl gewärmt als auch gekühlt werden, wodurch eine Regulation der Körpertemperatur erfolgt. Eine Rollerpumpe der Herz-Lungen-Maschine pumpt das Blut durch den Oxygenator und von dort aus sauerstoffangereichert wieder über einen Schlauch durch die Aortenkanüle in den großen Körperkreislauf zurück. Das Blut durchläuft vorher noch einen Filter, der kleinste Blutgerinnsel und Luftblasen, die entstanden sein könnten, zurückhält. Die Herz-Lungen-Maschine leistet genau so viel Pumparbeit wie sonst das Herz, um den Kreislauf aufrecht zu erhalten.

Zwei Sauger der Herz-Lungen-Maschine ermöglichen das Freihalten des Operationsgebietes von Blut. Dadurch geht wenig von Ihrem eigenen Blut verloren. Je nach Komplexität der Operation und vor allem bei Notfalloperationen bzw. bei niedrigem Ausgangswert des Blutfarbstoffs (*Hämoglobin*) ist jedoch eine Fremdblutübertragung oft unumgänglich.

Eine andere Variante ist der Anschluss an die Herz-Lungen-Maschine über die Leistengefäße, wir nennen ihn hier einfach den *Leistenanschluss* (Abb. 20). Dazu wird in der Leiste im Bereich der Blutgefäße ein etwa 5–10 cm langer Hautschnitt gemacht und anschließend die Leistenarterie und die Leistenvene freigelegt. Die arterielle Kanüle der Herz-Lungen-Maschine, die das sauerstoffreiche Blut in den Körper leitet, wird mit ihrer Öffnung entgegengesetzt des Blutstroms in die Leistenschlagader (*A. femoralis*) gesteckt. Fixiert wird sie durch eine angezogene Tabaksbeutelnaht. Zusätzlich wird ein Bändchen um die Leistenarterie und die Kanüle gelegt und angezogen, so dass kein Blut neben der Kanüle und dem Blutgefäß herausfließen kann. Für die Zeit an der Herz-Lungen-Maschine wird das Bein, dessen Leistenschlagader kanüliert ist, nicht durchblutet. Da diese Phase zeitlich begrenzt ist, nimmt das nicht durchblutete Bein im Normalfall keinen Schaden. Das Blut aus der Herz-Lungen-Maschine wird durch die Leistenschlagader in die Beckengefäße und von dort aus in die Aorta bis zum Herzen, also entgegengesetzt des eigentlichen Blutstroms gepumpt. Durch eine spezielle Kanüle in der Leistenvene, die über die große untere Körperhohlvene bis zum rechten Vorhof vorgeschoben wird, gelangt das Blut aus dem rechten Vorhof in den Sammelbehälter der Herz-Lungen-Maschine. Auch die venöse Kanüle wird durch eine Tabaksbeutelnaht und ein angezogenes Bändchen fixiert. Wie beim Standardanschluss an die Herz-Lungen-Maschine wird das Blut aus dem Sammelbehälter im Oxygenator mit Sauerstoff angereichert und durch die arterielle Kanüle wieder in den Körper gepumpt. Auch hier wird die Körpertemperatur mittels eines Wärmeaustauschers reguliert.

Der Standardanschluss und der Leistenanschluss können auch kombiniert werden, so dass z. B. die arterielle Kanüle in der Leistenschlagader und die venöse Kanüle direkt im rechten Vorhof liegt.

■ **Herzstillstand.** Damit das Herz nach dem Anschluss der Herz-Lungen-Maschine nun auch aufhört zu schlagen, pumpt ein zusätzliches Schlauchsystem der Herz-Lungen-Maschine über die Aorta ascendens oder über die Mündung der großen Herzvene in den rechten Vorhof eine spezielle Schutzlösung in die Herzkranz-

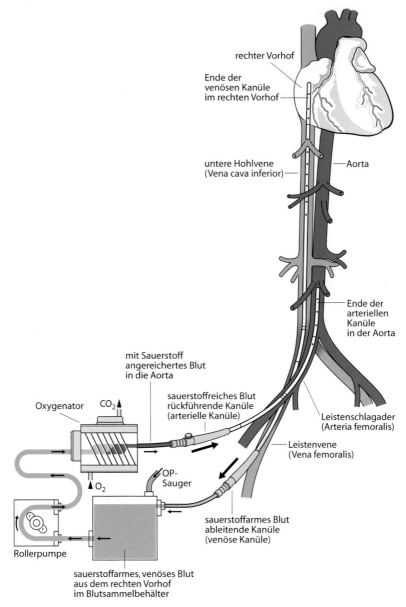

Abb. 20. Leistenanschluss an die Herz-Lungen-Maschine: Die arterielle Kanüle liegt in der Leistenschlagader, je nach Kanülentyp und -länge befindet sich ihr Ende noch im Bereich der Leistenschlagader oder in der Bauchaorta

arterien. Nachdem die Aorta ascendens eröffnet ist, kann diese Lösung die Herzkranzgefäße durch spezielle Katheter, die man in die Abgänge der Herzkranzgefäße steckt, auch direkt durchströmen (*perfundieren*). Diese Schutzlösung kann z. B. aus Blut mit einem erhöhten Kaliumanteil bestehen. Durch die hohe Kaliumkonzentration hört das Herz auf zu schlagen. Zusätzlich kann diese Lösung, im Fachjargon als *kardioplegische Lösung* oder *Kardioplegie* bezeichnet, auch noch gekühlt werden.

Alle diese Maßnahmen dienen dazu, das Herz in der Phase der fehlenden Durchblutung während des Herzstillstandes zu schützen. Jedes Organ, so auch das Herz, benötigt Sauerstoff und Nährstoffe, um Stoffwechselvorgänge aufrecht zu erhalten. Damit wird nicht nur die für das Organ zum Überleben wichtige Energie bereitgestellt, sondern auch die, die zur Aufrechterhaltung der Organfunktionen unerlässlich ist. Das Blut ist der Lieferant der Zutaten, also des Sauerstoffs und der Nährstoffe. Wird nun beim Herzstillstand das Herz aus der Blutzirkulation ausgeklemmt, arbeitet es zunächst noch kurze Zeit weiter. Da unter diesen Bedingungen das Herz aber nicht mehr durchblutet wird, fehlen Sauerstoff und Nährstoffe, um die für das Herz nötige Energie zum Überleben bereitzustellen. Deswegen ist es wichtig, dass das Herz in dieser Phase so wenig wie möglich Energie verbraucht. Dazu dient die kardioplegische Lösung, die das Herz stillstellt, d. h. das Herz schlägt nicht mehr und benötigt somit weniger Energie. Die Kühlung des Herzens unterstützt diesen Vorgang.

Bei Aortenbogenoperationen bzw. bei Operationen der Aorta ascendens und descendens, die den Aortenbogen miteinbeziehen, ist ein Kreislaufstillstand meist unumgänglich. Die Dauer des Kreislaufstillstands ist natürlich von der Aufwendigkeit der Operation abhängig, in der Regel beträgt sie zwischen wenigen Minuten und einer halben Stunde. Manchmal sind jedoch auch längere Stillstandszeiten erforderlich.

Aus dem Aortenbogen entspringen die Kopfgefäße. Dieser Bereich muss je nach erforderlicher Operation für eine gewisse Zeit aus der Blutzirkulation ausgeklemmt werden, d. h. das Gehirn wird dann nicht mehr durchblutet.

■ **Gehirnprotektion (Gehirnschutz).** Um das Gehirn für diese Phase gut zu schützen, wird die Körpertemperatur auf 28–18 °C und teilweise noch darunter gekühlt (*tiefe Hypothermie*). Dadurch wird der Stoffwechsel des Gehirns entsprechend reduziert, so dass es möglichst keinen Schaden nimmt. Je länger die Zeitspanne der Nichtdurchblutung des Gehirns dauert, umso größer ist das Risiko, nach der Operation an den Folgen der dabei geschädigten Bereiche des Gehirns zu leiden. Das kann sich z. b. im Sinne eines Schlaganfalls äußern oder in ganz seltenen Fällen sogar zum Hirntod führen. Deswegen wird der Körper des Patienten umso tiefer gekühlt, je länger der Kreislaufstillstand dauert.

Um die o. g. schwerwiegenden Folgen zu verhindern, greift man zu zusätzlichen Maßnahmen für die Gehirnprotektion:
1. Ein Elektroenzephalogramm (EEG) misst für die Dauer der Operation die elektrischen Gehirnströme und die Gehirnaktivität. Während des Kreislaufstillstands sollte diese Null betragen, d. h. keine Aktivität mehr messbar sein, da das nichtdurchblutete Gehirn dann am wenigsten Sauerstoff und Nährstoffe zum Überleben benötigt. Manche Operateure kühlen die Körpertemperatur des Patienten für einen Kreislaufstillstand solange, bis das EEG eine Nulllinie aufweist. Andere bedienen sich sogenannter sensorisch evozierter Potenziale: Dabei wird kontrolliert, wie das EEG auf die Auslösung bestimmter Reize reagiert.
2. Auch die Gabe von bestimmten Medikamenten, wie z. B. Kortison, soll das Gehirn in dieser Phase vor Schädigungen schützen.
3. Eine gezielte Durchströmung des Gehirns mit gekühltem Blut (*selektive Gehirnperfusion*) während des Kreislaufstillstands erniedrigt zusätzlich die Verletzlichkeit des Gehirns und damit auch das Risiko einer Gehirnschädigung, so dass hier in Abhängigkeit von der Dauer des Kreislaufstillstands eine extreme Kühlung des Patienten nicht unbedingt erforderlich ist.

Bei der selektiven Gehirnperfusion gibt es zwei Möglichkeiten, die sogenannte *antegrade* und die *retrograde Gehirnperfusion*. Bei der antegraden Gehirnperfusion wird das Blut in Richtung des normalen Blutstroms gepumpt. Dazu werden z. B. zwei Katheter in die Abgänge der Kopfgefäße gesteckt.

Bei der retrograden Gehirnperfusion wird sauerstoffreiches Blut entgegengesetzt des eigentlichen Blutflusses durch eine

Kanüle in der oberen Hohlvene in die Kopfvenen gepumpt. Über diese soll das Blut in die Kopfschlagader gelangen. Es hat sich gezeigt, dass die antegrade gegenüber der retrograden Gehirnperfusion einen besseren Schutz für das Gehirn bietet. Aus diesem Grunde wird heutzutage die antegrade Gehirnperfusion bevorzugt. In der Regel ermöglicht es der mit der antegraden Gehirnperfusion erzielte Gehirnschutz, beim Kreislaufstillstand auf eine extreme Absenkung der Körpertemperatur des Patienten zu verzichten.

4. Auch die lokale Kühlung des Kopfes mit Eisbeuteln bietet einen zusätzlichen Schutz für das Gehirn während des Kreislaufstillstands.

5. Da beim Kreislaufstillstand nicht nur die Durchblutung des Gehirns unterbrochen ist, sondern auch die des Rückenmarks und der anderen Körperorgane, besteht hier die Möglichkeit über eine arterielle Kanüle in der Leiste die Durchblutung der Letzteren aufrechtzuerhalten. Eine Klemme im Bereich der Aorta, die sich an das Operationsgebiet blutstromabwärts anschließt, verhindert, dass das von unten über die Leistenschlagader hochgepumpte Blut in das Operationsfeld gelangt.

Nachdem alle Vorbereitungen getroffen sind, erfolgt jetzt die eigentliche Operation. Wie schon erwähnt, wollen wir die Operationstechniken im Anschluss diskutieren.

■ **Ende des Kreislaufstillstands.** Nach Beendigung der Operation wird, falls die Operation während eines Kreislaufstillstands durchgeführt wurde, dieser nach ausgiebiger Entlüftung beendet und die Zirkulation wieder aufgenommen, so dass alle Organe und Gewebe wieder durchblutet werden. Außerdem wird die erniedrigte Körpertemperatur langsam wieder auf 36 °C angehoben (s. u.). Die Beeinflussung der Körpertemperatur erfolgt deshalb langsam, damit keine Gewebs- oder Organschäden auftreten.

■ **Ende des Herzstillstands.** Wurde zur Durchführung der Operation durch kardioplegische Lösung ein Herzstillstand induziert, so wird dieser nun ebenfalls nach gründlicher Entlüftung der in die Aorta ascendens und in die Herzhöhlen gelangten Luft beendet,

indem der Blutfluss durch die Herzkranzgefäße wieder freigegeben wird. Das Herz beginnt nun zu schlagen. Wenn die Herz-
aktionen noch unregelmäßig und ungerichtet sind, kann ein
leichter Stromstoß (Defibrillation) das Herz wieder in den Rhythmus bringen.

Nach dem Herz- und/oder Kreislaufstillstand benötigen das Herz
bzw. die Organe eine Erholungsphase, die man auch als *Reperfusi-
onsphase* bezeichnet. Diese Zeit wird dazu genutzt, das Blut und damit auch den Körper wieder auf die normale Körpertemperatur auf-
zuwärmen. Die Operationsnähte werden nochmals auf ihre Bluttro-
ckenheit überprüft. Bei Operationen an der Aortenklappe werden
vorübergehend Schrittmacherdrähte angebracht, da Herzrhythmusstörungen nach einer Herzoperation nicht selten sind. (Diese
Schrittmacherdrähte werden einfach ohne erneuten Eingriff einige
Tage nach der Operation durch Ziehen entfernt.)

■ **Entwöhnung von der Herz-Lungen-Maschine und Beendigung der
Operation.** Zur Entwöhnung von der Herz-Lungen-Maschine wird
der Blutfluss der Herz-Lungen-Maschine in dem Maße verringert,
wie das Herz seine Pumpleistung wieder aufnimmt, bis die Herz-
Lungen-Maschine schließlich ganz abgestellt werden kann.

Die Kanülen der Herz-Lungen-Maschine werden entfernt und
die Kanülierungsstellen übernäht. Sie erinnern sich, dass zum
Einsatz der Herz-Lungen-Maschine das blutverdünnende Medikament Heparin gegeben werden musste. Seine Wirkung wird nun
mit einem gegensinnig wirkenden Medikament (Protamin) wieder
aufgehoben. Die natürliche Gerinnung des Blutes ist damit wieder
intakt. Nach anschließender sorgfältiger Blutstillung werden die
Wunddrainagen gelegt.

Bei Aortenklappenoperationen wird noch eine Herzultraschalluntersuchung (*Schluckechokardiographie, TEE*) durchgeführt, um
das Ergebnis der Operation zu überprüfen. Nebenbei kann auch
die Herzfunktion beurteilt werden. So kann bei Operationen von
Aortendissektionen im Brustkorb mittels Herzultraschalluntersuchung kontrolliert werden, wie sich z. B. das falsche Lumen
nach der Operation verhält.

Wenn alle Kompressen und Instrumente vollständig sind, wird
der Zugangsweg zum Operationsfeld wieder schichtweise durch

entsprechende Nähte verschlossen. Wurde das Brustbein durchtrennt, dann wird es mit Drahtschlingen wieder zusammengefügt. Bei Patienten, die schwer übergewichtig sind oder eine schwere Lungenerkrankung haben (z. B. Asthma bronchiale), werden zusätzlich noch zwei bis drei Drahtbänder zur Brustbeinstabilisierung verwendet. Das Unterhautgewebe und die Haut werden anschließend in den entsprechenden Nahtschichten verschlossen.

Zentrifugal- und Rollenpumpen

Bei Operationen der Aorta descendens sowie der thorakoabdominellen Aorta können auch Blutpumpen, die sogenannten *Zentrifugal-* oder *Rollerpumpen*, zum Einsatz kommen. Bei den Zentrifugal- oder Rollerpumpen besteht ebenfalls die Möglichkeit durch das Zwischenschalten eines **Oxgenators**, das ist eine Art künstliche Lunge, die auch Bestandteil der Herz-Lungen-Maschine ist, das Blut aus dem Körper mit Sauerstoff anzureichern und das Kohlendioxid zu entfernen, bevor es wieder in den Körper zurückgepumpt wird. Die Körpertemperatur lässt sich hier durch die Verwendung eines **Wärmetauschers**, der das Blut wärmt bzw. kühlt, regulieren. Es gibt verschiedene Möglichkeiten, wie diese Systeme eingesetzt werden können; zwei davon werden im Folgenden beschrieben:

1. Eine Kanüle wird über das linke Herzohr oder über eine linke Lungenvene in den linken Vorhof eingebracht. Von dort aus gelangt das sauerstoffreiche Blut durch einen Schlauch zur Pumpe und wird durch eine Kanüle in der Leistenschlagader wieder in den Körper gepumpt. Wird nun ein Bereich der Aorta descendens oder der thorakoabdominellen Aorta mittels einer oberen und unteren Klemme aus dem Blutstrom ausgeschaltet, so ist die Aorta bis zur oberen Klemme durch das Herz und die Aorta bis zur unteren Klemme durch die Blutzufuhr über die Leistenkanüle durchblutet und somit auch die Organe, die von diesem Bereich der Aorta versorgt werden.

2. Wie bei der ersten Variante kann das Blut aus dem linken Vorhof zur Blutpumpe gelangen und über eine Kanüle, die stromabwärts des Operationsbereichs in der Aorta liegt, zurück in den Körper gepumpt werden. Die untere Klemme sitzt dabei

oberhalb der Kanüle in der Aorta und verhindert damit, dass das Blut in das Operationsfeld gepumpt wird.

Bei der Anwendung dieser Pumpensysteme können auch durch **zusätzliche Katheter** die Organe, die während des Ausschaltens eines Aortenbereichs nicht durchblutet sind, mit Blut oder einer kalten Schutzlösung durchströmt (perfundiert) werden. Das bezeichnet man analog zur selektiven Gehirnperfusion als *selektive Organperfusion*.

Da sich bei den Aortenoperationen viel Blut im Operationsfeld sammeln kann, hat sich der Gebrauch von sogenannten **Cellsavern** bewährt. Das sind Saugersysteme, die das Blut aus dem Operationsbereich absaugen und anschließend aufbereiten, so dass es dem Patienten wieder zurückgegeben werden kann. Dadurch kann die Gabe von Fremdblut deutlich reduziert bzw. ganz vermieden werden.

■ Operationtechniken

Besonderheiten bei Dissektionen

Bei den Dissektionen sind noch einige Besonderheiten zu berücksichtigen, die hier kurz vorab erwähnt werden sollen. Es ist hier wichtig, den Aortenbereich mit dem Entry herauszuschneiden, so dass dadurch kein Blut mehr in das falsche Lumen gelangen kann. Außerdem muss die durch die Dissektionsmembran geteilte Aortenwand in dem Bereich, wo die Verbindungen zwischen der Aortenwand und dem Aortenersatz (z.B. einer Rohrprothese) gefertigt werden, wieder vereint und stabilisiert werden. Zur Stabilisierung kann ein Filzstreifen aus Teflon zwischen die Anteile der Aortenwand gelegt werde, oder es werden zwei Filzstreifen verwendet, jeweils einer an der Gefäßinnen- und -außenwand (Abb. 21). Eine zusätzliche Möglichkeit ist das Verkleben der Wandschichten mit einem Spezialkleber. Gefäßabgänge der Aorta, die mit in die Dissektion einbezogen sind, d.h. deren Wandschichten auch durch die Dissektionsmembran geteilt sind, werden ebenfalls mit einem Filzstreifen als Widerlager vereinigt. Zu-

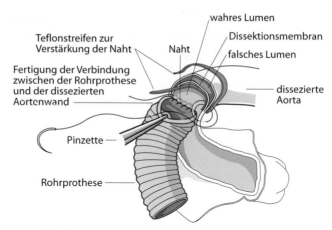

Teflonstreifen zur
Verstärkung der Naht

Fertigung der Verbindung
zwischen der Rohrprothese
und der dissezierten
Aortenwand

Naht

wahres Lumen

Dissektionsmembran

falsches Lumen

dissezierte
Aorta

Pinzette

Rohrprothese

Abb. 21. Wiedervereinigung der durch die Dissektionsmembran geteilten Wandschichten der Aorta. Erklärung siehe Text

vor werden sie von der zu ersetzenden Aorta abgetrennt. Da die Gefäße meist einen kleineren Durchmesser besitzen, genügt hier ein Filzstreifen am Gefäßäußeren. Die von der Aorta abgetrennten Gefäße können später wieder mit dem Aortenersatz (der Rohrprothese) verbunden werden.

Ein weiterer kritischer Punkt bei Dissektionen ist der Anschluss an die Herz-Lungen-Maschine. Während hier früher vorrangig der Leistenanschluss an die Herz-Lungen-Maschine durchgeführt wurde, bevorzugt man heute den Anschluss über die Achselarterie (A. axillaris). Grund ist das hohe Risiko einer Embolie. Zur Embolie kann es in diesem Rahmen kommen, wenn durch den Blutstrahl aus der arteriellen Kanüle kleinste Teilchen, die z. B. von arteriosklerotischen Wandablagerungen in der Aorta stammen, weggeschwemmt werden und andernorts Schlagadern verstopfen. Das Embolierisiko ist bei der Kanülierung des wahren Lumens direkt im nichtdissezierten Aortenbogen oder im Falle einer Bogendissektion der Achselschlagader deutlich geringer.

Die Kanülierung der Achselarterie beinhaltet auch die Möglichkeit der selektiven, antegraden Durchströmung der rechten Halsschlagader, ohne risikoträchtige direkte Kanülierung des Truncus brachiaphelicus.

Im Folgenden werden nun die Operationstechniken in Abhängigkeit von der Lokalisation des erkrankten und somit zu ersetzenden Aortenbereichs beschrieben (zur Bezeichnung der einzelnen Aortenabschnitte siehe Abb. 7, S. 13). Welche der Operationsstrategien für Sie in Frage kommen, muss jeweils individuell entschieden werden. Der Operateur wird dies außerdem ausführlich mit Ihnen besprechen und zusammen mit Ihnen die für Sie am besten geeignete Lösung finden.

Ersatz der Aorta ascendens ohne oder mit Aortenklappenoperation

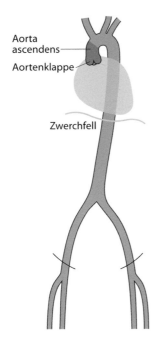

Aorta ascendens

Aortenklappe

Zwerchfell

Als operativer Zugang wird hier der Schnitt in der Mitte des Brustkorbs (siehe Abb. 18) mit der Durchtrennung des Brustbeins gewählt. Bei diesen Eingriffen benötigt man eine Herz-Lungen-Maschine, in der Regel wird der Standardanschluss gewählt. Ist die Phase des Herzstillstands erreicht, so erfolgt die eigentliche Operation.

Falls die Aorta ascendens bis in den Anfangsbereich des Aortenbogens erkrankt ist, dann ist zur Anfertigung der Verbindung zwischen dem Aortensatz und der Aorta meist ein Kreislaufstillstand erforderlich.

1. Ersatz der Aorta ascendens ohne Aortenklappenoperation

Ist die Aortenklappe gesund und nur die Aorta ascendens erkrankt, so erfolgt nur der Ersatz der Aorta ascendens. Da jedoch meistens neben der erweiterten Aorta ascendens auch eine kranke Aortenklappe bzw. die Aortenwurzel vorliegt, handelt es sich beim alleinigen Ersatz der Aorta ascendens durch eine Rohrprothese um ein selten angewandtes operatives Vorgehen. Auch in diesem Fall ist ein Herzstillstand erforderlich. Das kranke Stück der Aorta wird herausgeschnitten und zur Überbrückung des entstandenen Defekts eine *Rohrprothese* eingenäht. Eine Rohrprothese ist ein Aortenersatz aus synthetischem Gewebe, der die Form eines Rohres besitzt.

Muss sowohl die Aortenklappe operiert als auch die erkrankte Aorta ascendens ersetzt werden, so gibt es dafür mehrere Möglichkeiten:

2. Einpflanzung eines mechanischen oder biologischen Conduits (als Ersatz für Aorta und Aortenklappe)

Ein *Conduit* (synonym: *Composite*) ist eine mechanische oder neuerdings auch biologische Herzklappenprothese, an der sich ein Stück einer Rohrprothese befindet, so dass damit gleichzeitig Aorta und Aortenklappe ersetzt werden. Die Einpflanzung (*Implantation*) eines Conduits mit mechanischer Herzklappenprothese ist bei Aortenklappenoperationen mit Ersatz der Aorta ascendens ein Standardverfahren.

Dazu wird die Aorta während des Herzstillstands oberhalb der Herzkranzarterien quer durchtrennt und der erkrankte Teil der Aorta ascendens entfernt (Abb. 22 a). Man kann nun auf die erkrankten Aortenklappensegel sehen. Diese werden zunächst herausgeschnitten (Abb. 22 b). Am Aortenklappenring und an den erkrankten Klappensegeln können Verkalkungen vorliegen, die sorgfältig entfernt werden. Die Gefahr dabei ist, dass sich kleinste Kalkteilchen lösen können, was trotz größter Sorgfalt des Operateurs und entsprechender Vorsichtsmaßnahmen geschehen kann. Diese Kalkteilchen können später, wenn das Herz wieder schlägt, mit dem Blutstrom in andere Organe, z. B. das Gehirn, gelangen und dort einen Schlaganfall verursachen. Anschließend werden auch die sich in diesem Bereich befindenden Abgänge der Herzkranzarterien sorgfältig freipräpariert und abgetrennt (Abb. 22 c). Mit speziellen Klappenmessgeräten wird nun die Größe des Conduits bestimmt. Das passende Conduit wird ausgesucht und sein Nahtring in dem natürlichen Klappenring des Patienten verankert. Anschließend prüft der Operateur, ob es zwischen dem Nahtring und dem Klappenring des Patienten noch Undichtigkeiten (*Lecks*) gibt, die zu Blutungen führen können. Dies ist äußerst selten der Fall, meistens nur bei ausgeprägt verkalkten Klappen-

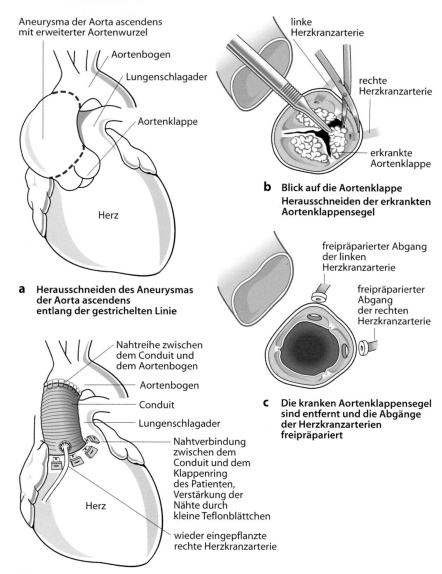

Aneurysma der Aorta ascendens mit erweiterter Aortenwurzel

Aortenbogen

Lungenschlagader

Aortenklappe

Herz

a Herausschneiden des Aneurysmas der Aorta ascendens entlang der gestrichelten Linie

linke Herzkranzarterie

rechte Herzkranzarterie

erkrankte Aortenklappe

b Blick auf die Aortenklappe Herausschneiden der erkrankten Aortenklappensegel

freipräparierter Abgang der linken Herzkranzarterie

freipräparierter Abgang der rechten Herzkranzarterie

c Die kranken Aortenklappensegel sind entfernt und die Abgänge der Herzkranzarterien freipräpariert

Nahtreihe zwischen dem Conduit und dem Aortenbogen

Aortenbogen

Conduit

Lungenschlagader

Nahtverbindung zwischen dem Conduit und dem Klappenring des Patienten, Verstärkung der Nähte durch kleine Teflonblättchen

Herz

wieder eingepflanzte rechte Herzkranzarterie

d Fertig implantiertes Conduit

Abb. 22. Implantation eines mechanischen Conduits: Herausschneiden des Aneurysmas der Aorta ascendens (**a**) sowie der kranken Aortenklappensegel (**b**) mit Freipräparation der Koronararterien (**c**); **d** implantiertes Conduit mit wieder eingepflanzten Herzkranzarterien

ringen, die sich dann natürlich nicht so gut an den Nahtring der neuen Klappe anpassen. Meist lässt sich ein Leck jedoch mit ein paar Extranähten beheben. Bei mechanischen Klappen, also Kunststoffklappen, wird außerdem getestet, ob sich die Klappenflügel einwandfrei öffnen und schließen. Manchmal können Strukturen im Bereich des Klappenrings die Segelbewegung beeinträchtigen. Das ist jedoch kein Problem, da sich die modernen Conduits durch Drehen so ausrichten lassen, dass sich die Flügel problemlos bewegen können. Dadurch kann ein natürliches Hindernis umgangen werden. Die abgetrennten Abgänge der Herzkranzarterien des Patienten müssen nun mit der Rohrprothese des Conduits wieder verbunden werden, nachdem vorher in den entsprechenden Bereichen der Rohrprothese kreisrunde Löcher ausgeschnitten wurden. Man bezeichnet dies als *Reimplantation* der Koronararterien. Dieser Eingriff ist daher nicht ohne Gefahren. Der obere Rand der Rohrprothese wird dann an den oberen Rand der Aorta genäht (Abb. 22 d). Nach ausgiebiger Entlüftung wird der Herzstillstand aufgehoben und die Operation nach der Entwöhnung von der Herz-Lungen-Maschine wie bereits vorher beschrieben beendet.

3. Getrennt Einpflanzung einer mechanischen oder gerüsttragenden biologischen Herzklappenprothese (als Ersatz für die Aortenklappe) sowie einer Rohrprothese (als Ersatz für die Aorta)

Der Vorteil dieser Operationsstrategie besteht darin, dass die Abgänge der Herzkranzarterien in ihrer natürlichen Lage verbleiben und nicht verpflanzt werden müssen. Der Teil der Aorta mit den Abgängen der Herzkranzgefäße wird nicht entfernt, sondern dient als Bindeglied zur Rohrprothese, ein Aortenersatz, der die erweiterte Aorta ascendens ersetzt. Allerdings setzt dies auch voraus, dass die Ursache der Aortenerkrankung keine Dissektion oder Bindegewebskrankheit wie z. B. das Marfan-Syndrom ist, da sich sonst der belassene Teil der Aorta mit den Abgängen der Herzkranzarterien später noch über das Maß erweitern oder zu Dissektionen führen kann. Meist ist jedoch auch dieser Aortenbereich erkrankt, so dass der getrennte Ersatz der Aortenklappe und der erweiterten Aorta seltener durchgeführt werden kann als der oben beschriebene Ersatz durch ein Conduit.

Während des Herzstillstands wird die Aorta oberhalb der Abgänge der Herzkranzarterien quer durchtrennt. Die kranken Aortenklappensegel und der kranke Teil der Aorta ascendens werden herausgeschnitten. Mit Klappenmessgeräten wird die Größe der neuen Herzklappe bestimmt. Der Nahtring der passenden Herzklappe wird in dem natürlichen Klappenring durch Nähte verankert (Abb. 23). Anschließend wird überprüft, ob zwischen dem Nahtring der Klappe und dem Klappenring des Patienten noch Undichtigkeiten (Lecks) sind, die durch eine zusätzliche Naht verschlossen werden können. Ebenso wichtig ist die einwandfreie Beweglichkeit der Klappenflügel mechanischer Herzklappen.

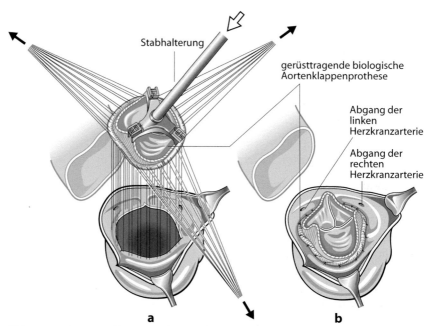

Stabhalterung

gerüsttragende biologische Aortenklappenprothese

Abgang der linken Herzkranzarterie

Abgang der rechten Herzkranzarterie

a   b

Abb. 23. a Die Aortenklappenprothese befindet sich an einer Stabhalterung, die die Implantation erleichtert. Sie wird entlang der gebündelten Herzklappennähte, die den Klappenring des Patienten mit der Klappenprothese verbinden, „heruntergefahren" und in Position gebracht. Nach Entfernung der Stabhalterung werden die Klappennähte geknotet und abgeschnitten; **b** Blick auf die hier implantierte gerüsttragende biologische Herzklappenprothese in Aortenposition

Nach der Bestimmung der Größe der Rohrprothese mit Messgeräten wird zunächst die Verbindung (*Anastomose*) des Aortenrandes oberhalb der Abgänge der Herzkranzarterien mit der Rohrprothese gefertigt. Dann wird die Anastomose zwischen dem anderen Ende der Rohrprothese und dem freien Aortenrand unterhalb der Aortenklemme genäht. Zur Stabilisierung der Aortenwand sowie zur Abdichtung der Nahtreihe kann bei der Fertigung der Anastomosen zusätzlich noch ein Filzstreifen aus Teflon oder ein Streifen des eigenen Herzbeutelgewebes verwendet werden.

Nach Entlüftung des Herzens und der Rohrprothese wird der Herzstillstand beendet und die Operation nach der Entwöhnung von der Herz-Lungen-Maschine in üblicher Weise abgeschlossen.

4. Einpflanzung einer gerüstlosen biologischen Herzklappenprothese, falls notwendig, mit zusätzlicher Einpflanzung einer Rohrprothese

Die Implantation (Einpflanzung) von gerüstlosen biologischen Herzklappen ist aufwendiger als die von gerüsttragenden biologischen oder mechanischen Herzklappenprothesen. Verwendet werden können hier sowohl tierische als auch menschliche Herzklappen. Eine tierische Herzklappe kann z. B. eine Schweineaortenklappe sein, die mit dem sich anschließenden Stück der Aorta entnommen wird (siehe Abb. 15 c). Im Einflussbereich der Klappe ist das Gewebe mit einem Textilgewebe (Dacron) verstärkt, so dass dadurch eine Art Nahtring entsteht. Kurz oberhalb der gerüstlosen biologischen Aortenklappe befinden sich die Abgänge der Herzkranzgefäße des Schweins, die mit einem Faden abgebunden sind. Für die Implantation der gerüstlosen biologischen Herzklappen gibt es verschiedene Techniken. Dabei kommen für die Kombination von Aortenklappen- und Aorta-ascendens-Operationen zwei der Implantationsmöglichkeiten in Frage, nämlich die „Total-root-Technik" (Abb. 24 a) und die „Subcoronary-Technik" (Abb. 24 b), die im Folgenden näher erklärt werden.

Aortenklappen- und Aorta-ascendens-Ersatz
mit einer gerüstlosen biologischen Herzklappenprothese

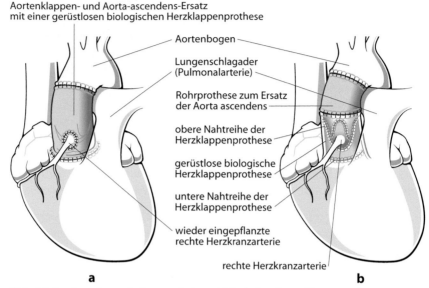

Aortenbogen

Lungenschlagader
(Pulmonalarterie)

Rohrprothese zum Ersatz
der Aorta ascendens

obere Nahtreihe der
Herzklappenprothese

gerüstlose biologische
Herzklappenprothese

untere Nahtreihe der
Herzklappenprothese

wieder eingepflanzte
rechte Herzkranzarterie

rechte Herzkranzarterie

a   b

Abb. 24. Implantationstechniken gerüstloser biologischer Aortenklappenprothesen in Kombination mit dem Ersatz der Aorta ascendens. **a** „Total-root (ganze Wurzel)-Technik". Das herausgeschnittene kranke Stück der Aorta ascendens ist mit dem sich an die Schweineaortenklappe anschließenden Aortenstück überbrückt. **b** „Subcoronary (unterhalb der Abgänge der Herzkranzgefäße)-Technik". Implantation einer Rohrprothese zum Ersatz des entfernten kranken Abschnitts der Aorta ascendens oberhalb der implantierten gerüstlosen biologischen Klappenprothese und der Abgänge der Herzkranzarterien

■ Während des Herzstillstands wird bei der *„Total-root-(ganze Wurzel)-Technik"* die zerstörte Herzklappe und das erkrankte Stück der Aorta herausgeschnitten, so dass die gesamte Aortenwurzel ersetzt werden muss. Dabei werden auch die sich in diesem Bereich befindenden Abgänge der Herzkranzarterien sorgfältig freipräpariert und abgetrennt. Es folgt das Annähen des Nahtrings der gerüstlosen biologischen Herzklappe an den Herzklappenring des Patienten. Die abgetrennten Abgänge der Herzkranzarterien des Patienten müssen nun wieder mit der Aorta der gerüstlosen biologischen Herzklappe verbunden werden, nachdem vorher dafür in den entsprechenden Bereichen der implantierten Aorta kreisrunde Löcher ausgeschnitten wurden. Ist das Stück der Schweineaorta lange genug, um den entfernten Teil der Patientenaorta zu ersetzen, wird das freie Ende der Schweineaorta mit dem freien Rand der Patientenaorta unterhalb der Aortenklemme verbunden. Reicht die Länge der Schweineaorta nicht aus, dann wird zur Überbrückung noch ein Stück Rohrprothese eingepflanzt (siehe Abb. 24 a).

■ Bei der „*subcoronary*", d. h. unterhalb der Koronararterien platzierten *Implantation* wird der Nahtring der einzusetzenden Herzklappe zunächst wie bei der o. g. Technik mit dem Klappenring des Patienten verbunden. Im Gegensatz zur „Total-root-Technik" schneidet man dann aber oberhalb der Klappensegel halbkreisförmige Teile der Aortenwand der zu implantierenden Herzklappenprothese aus (siehe Abb. 24 b). Der auf diese Weise entstandene obere Rand der gerüstlosen biologischen Herzklappe wird an die Innenwand der Aorta des Patienten genäht. Im Bereich der Koronarabgänge erfolgt dies unterhalb derselben, so dass die Blutversorgung des Herzens noch sichergestellt ist. Daher die Bezeichnung „subcoronary" (= unterhalb der Koronararterien). Zur Überbrückung des herausgeschnittenen Teils der Aorta ascendens dient eine Rohrprothese. Sind die Verbindungen zwischen der Aorta und der Rohrprothese hergestellt, dann kann der Herzstillstand beendet werden. Nach Entwöhnung von der Herz-Lungen-Maschine wird die Operation wie bereits beschrieben zu Ende geführt.

Menschliche Herzklappen, sogenannte *Homografts*, sind verstorbenen Menschen entnommen, die einer Organspende zugestimmt haben. Die Einpflanzung eines Homografts kann nach beiden oben beschriebenen Implantationstechniken für gerüstlose biologische Herzklappen erfolgen. In der Mehrzahl der Fälle implantiert man einen Homograft jedoch nach der Total-root-Technik. Im Unterschied zur gerüstlosen biologischen Schweineherzklappe besitzt die menschliche Klappe keine Verstärkung des Nahtrings. Der Nahtbereich wird erst vom Operateur zurechtgeschnitten.

5. Reparatur der Aortenklappe (Aortenklappenrekonstruktion) und Ersatz der Aorta ascendens durch eine Rohrprothese

Ziel dieser Operationstechnik ist es, die Aortenklappe des Patienten wieder herzustellen, zu *rekonstruieren*. Dies ist allerdings nur unter bestimmten Voraussetzungen durchführbar, z. B. wenn neben der Erweiterung der Aorta ascendens eine verschlussundichte Aortenklappe (*Aortenklappeninsuffizienz*) vorliegt, deren Ursache eine Erweitung des Aortenklappenrings ist. Der Klappenring ist definiert als Verbindung zwischen der linken Hauptkammer des Herzens und der Aorta, wo die Aortensegel befestigt sind. Durch die Erweiterung des Klappenrings werden die Aortenklappensegel auseinandergezogen und können sich zum Klappenschluss nicht mehr aneinander legen, wodurch die Verschlussundichtigkeit entsteht.

Außerdem müssen die Aortenklappensegel normal sein und dürfen keine Verkalkungen oder Verkürzungen aufweisen. Durch die Raffung des erweiterten Aortenklappenrings des Patienten wird die Klappe wieder verschlussdicht. Dies kann auf zweierlei Arten geschehen:

■ In der Phase des Herzstillstands wird die Aorta quer oberhalb der Abgänge der Herzkranzarterien durchtrennt und das erweiterte kranke Stück der Aorta ascendens herausgeschnitten. Die Abgänge der Herzkranzgefäße werden freipräpariert und aus der Aortenwand oberhalb der Klappensegel Halbkreise ausgeschnitten (Abb. 25 a). Der erweiterte Teil des Patientenklappenrings kann nun mit einem Kunstgewebestreifen aus Dacron gerafft werden. Die Rohrprothese aus Dacron wird, der Aortenklappe angepasst, dreimal längs eingeschnitten (Abb. 25 b). Die so entstandenen drei Lefzen der Rohrprothese werden dann entsprechend in die dreimal halbkreisförmig ausgeschnittene Aortenwand oberhalb der Klappensegel genäht, die Abgänge der Herzkranzarterien wieder in die Rohrprothese implantiert und das freie Ende der Rohrprothese mit dem anderen Ende der stehengebliebenen Aorta ascendens verbunden (siehe Abb. 25 b). Diese Operation wird als Rekonstruktion der Aortenwurzel nach „Yacoub" bezeichnet.

■ Eine Alternative dazu ist die Rekonstruktion der Aortenwurzel nach „David". Auch hier wird die Aorta oberhalb der Abgänge der Herzkranzgefäße quer durchtrennt, die Abgänge der Herzkranzgefäße freipräpariert, das Stück der erweiterten Aorta entfernt und die Aortenwand oberhalb der Klappensegel halbkreisförmig ausgeschnitten. Mit der ersten Nahtreihe wird die Rohrprothese unterhalb des Klappenrings des Patienten eingenäht. Dabei wird der erweiterte Teil des Klappenrings gerafft. Wie bei der „Subcoronary-Technik" der gerüstlosen biologischen Herzklappen dient die nun folgende zweite Nahtreihe der Anheftung der oberhalb der Klappensegel halbmondförmig ausgeschnittenen Aortenwand innerhalb der Rohrprothese. Danach werden die Abgänge der Herzkranzarterien wieder in die Rohrprothese eingepflanzt und das noch freie Ende der Rohrprothese mit dem anderen Ende der stehengebliebenen Aorta verbunden (Abb. 26).

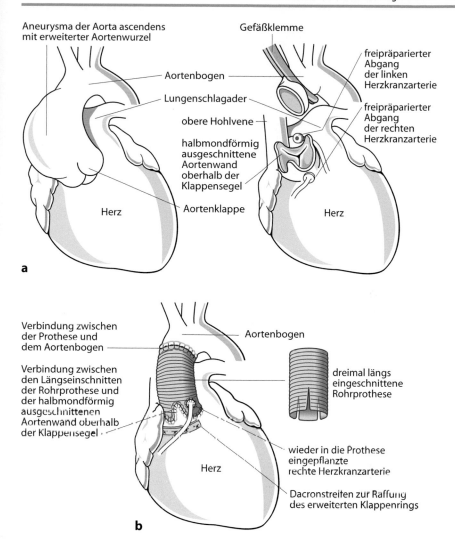

Aneurysma der Aorta ascendens
mit erweiterter Aortenwurzel

Gefäßklemme

Aortenbogen

Lungenschlagader

obere Hohlvene

halbmondförmig
ausgeschnittene
Aortenwand
oberhalb der
Klappensegel

Herz

Aortenklappe

freipräparierter
Abgang
der linken
Herzkranzarterie

freipräparierter
Abgang
der rechten
Herzkranzarterie

Herz

a

Verbindung zwischen
der Prothese und
dem Aortenbogen

Verbindung zwischen
den Längseinschnitten
der Rohrprothese und
der halbmondförmig
ausgeschnittenen
Aortenwand oberhalb
der Klappensegel

Aortenbogen

dreimal längs
eingeschnittene
Rohrprothese

Herz

wieder in die Prothese
eingepflanzte
rechte Herzkranzarterie

Dacronstreifen zur Raffung
des erweiterten Klappenrings

b

Abb. 25. Reparatur (Rekonstruktion) der erweiterten Aortenwurzel mit Ersatz der Aorta ascendens nach „Yacoub": **a** Herausschneiden der erweiterten Aorta ascendens, Freipräparation der Abgänge der Herzkranzarterien sowie halbmondförmiges Ausschneiden der Aortenwand oberhalb der Klappensegel; **b** dreimaliges Längseinschneiden der Rohrprothese, implantierte Rohrprothese mit wieder eingepflanzten Abgängen der Herzkranzarterien. Der Gewebestreifen aus Dacron rafft den Bereich des erweiterten Klappenrings

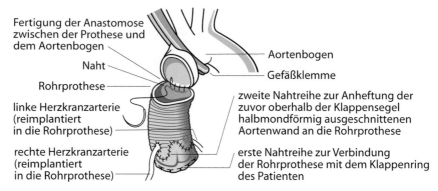

Fertigung der Anastomose
zwischen der Prothese und
dem Aortenbogen

Naht

Rohrprothese

linke Herzkranzarterie
(reimplantiert
in die Rohrprothese)

rechte Herzkranzarterie
(reimplantiert
in die Rohrprothese)

Aortenbogen

Gefäßklemme

zweite Nahtreihe zur Anheftung der
zuvor oberhalb der Klappensegel
halbmondförmig ausgeschnittenen
Aortenwand an die Rohrprothese

erste Nahtreihe zur Verbindung
der Rohrprothese mit dem Klappenring
des Patienten

Abb. 26. Reparatur (Rekonstruktion) der erweiterten Aortenwurzel mit Ersatz der Aorta ascendens nach „David". Erklärung siehe Text

Es folgt in beiden Fällen wieder die Entlüftung, die Beendigung des Herzstillstands, die Entwöhnung von der Herz-Lungen-Maschine sowie das Zu-Ende-bringen der Operation in der bereits vorher beschriebenen Art und Weise.

6. Aortenraffung

Alternativ kann bei Aortenklappenoperationen mit erweiterter Aorta ascendens bei älteren Patienten oder bei Patienten mit einem erhöhten Operationsrisiko auch in Erwägung gezogen werden, einen Teil der erweiterten Aortenwand herauszuschneiden und die Aorta dann wieder zusammenzunähen. Das bezeichnet man als *Aortenraffung*. Es setzt allerdings voraus, dass die Aortenwand noch gesund und nicht verdünnt ist.

Zusätzlich kann man die geraffte Aortenwand noch mit einer längs aufgeschnittenen Rohrprothese, die das geraffte Aortenstück straff ummantelt, verstärken.

Ersatz des Aortenbogens

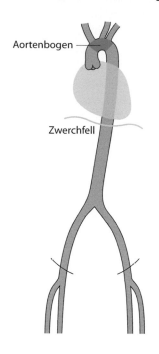

Aortenbogen

Zwerchfell

Zum Aortenbogen gelangt man durch einen Schnitt in der Mitte des Brustkorbs sowie durch das in der Mitte längsgespaltene Brustbein. Die Operation am Aortenbogen wird im Kreislaufstillstand durchgeführt. Die arterielle Kanüle für den Anschluss an die Herz-Lungen-Maschine kann in der Aorta ascendens, im Anfangsbereich des Aortenbogens oder in der Leistenschlagader liegen. Die venöse Kanüle der Herz-Lungen-Maschine befindet sich entweder direkt im rechten Vorhof oder sie wird über die Leistenvene bis zum rechten Vorhof vorgeschoben. Wie auf S. 82 beschrieben, werden während der Phase des Kreislaufstillstands des Patienten verschiedene Maßnahmen wie z. B. die selektive Gehirnperfusion angewandt, um das Gehirn zu schützen. Liegt die arterielle Kanüle der Herz-Lungen-Maschine in der Leistenschlagader, dann kann für die Dauer des Kreislaufstillstands die Aorta descendens im Anfangsbereich mit einer Klemme abgeklemmt werden. Über die Kanüle in der Leistenschlagader kann das Blut durch die Beckenarterien in die Bauchaorta bis zur Klemme im Anfangsbereich der Aorta descendes gepumpt werden. Das hat den Vorteil, dass während des Kreislaufstillstands die Durchblutung des Rückenmarks und der von diesem Bereich der Aorta versorgten Organe auf diese Weise gesichert ist. Das Risiko einer Schädigung des Rückenmarks mit der Folge einer Querschnittslähmung oder einer Beeinträchtigung der Organe ist somit reduziert.

Der Kreislaufstillstand nach entsprechender Kühlung des Patienten erlaubt es nun, den kranken Bereich des Aortenbogens herauszuschneiden (Abb. 27 a). (Falls die arterielle Kanüle der Herz-Lungen-Maschine in der Aorta ascendens oder im Anfangsbereich des Aortenbogens liegt, dann kann sie nun entfernt werden.) Da die Abgänge der Kopf- und Armgefäße nahe beieinander liegen, werden sie zusammen als ein gemeinsames Stück „inselartig" aus dem Aortenbogen ausgeschnitten (siehe Abb. 27 a). Anschließend wird die Verbindung der Rohrprothese mit dem Anfangsbereich der Aorta descendens genäht. Aus der Rohrprothese schneidet man ein ovales Stück heraus, um hier die Verbindung zwischen der Rohrprothese und der Insel mit den Kopf- und Armgefäßen zu fertigen (Abb. 27 b). Das noch freie Ende der Rohrprothese

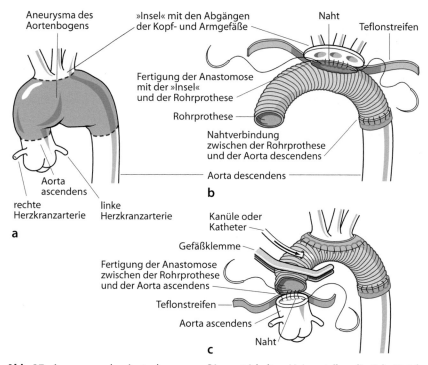

Abb. 27. Aneurysma des Aortenbogens: **a** Die gestrichelten Linien stellen die Schnittstellen dar. Die Kopf- und Armgefäße werden „inselartig" herausgetrennt. **b** Die Anastomose der Rohrprothese mit der Aorta descendens ist bereits fertiggestellt. Die Aorteninsel mit den Kopf- und Armgefäßen wird gerade in die Rohrprothese genäht. **c** Das noch freie Ende der Rohrprothese wird geklemmt und die arterielle Kanüle zur Durchblutung der Kopfgefäße hinter die Klemme in die Prothese gesteckt. Die Verbindung zwischen dem freien Ende der Rohrprothese und dem Endbereich der Aorta ascendens wird gerade gefertigt

wird jetzt geklemmt und die arterielle Kanüle hinter die Klemme in die Rohrprothese gesteckt (Abb. 27 c), so dass darüber nach Entlüftung der Rohrprothese die Kopfperfusion und die sich anschließenden Aortenbereiche wieder durchblutet werden. Liegt die arterielle Kanüle alternativ in der Leistenschlagader, dann kann die oben erwähnte Klemme im Anfangsbereich der Aorta descendens an das noch freie Ende der Rohrprothese versetzt werden, so dass dann auch hier die Kopfgefäße wieder ausreichend durchblutet sind.

Während anschließend die Verbindung zwischen dem freien Ende der Rohrprothese und dem Endbereich der Aorta ascendens genäht wird, erfolgt parallel die Wiederaufwärmung des Patienten auf 36°C. Zur Verstärkung der Aortenwand bzw. zur Abdichtung der Stichkanäle, die durch das Nähen entstehen, kann bei der Fertigung der Verbindung zwischen der Rohrprothese und der Aorta jeweils ein Teflonstreifen verwendet werden. Nach ausgiebiger Entlüftung wird die Klemme von der Rohrprothese entfernt und der Kreislaufstillstand beendet. Es folgt eine sorgfältige Blutstillung, die Entwöhnung von der Herz-Lungen-Maschine sowie die Beendigung der Operation.

Ersatz des Aortenbogens und der Aorta descendens

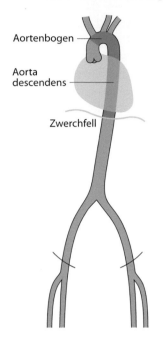

Aortenbogen

Aorta
descendens

Zwerchfell

Wenn nicht nur der Aortenbogen, sondern auch die Aorta descendens ersetzt werden muss, dann kommt die „Elephant-trunk-Technik" („Elefantenrüssel-Technik") zum Einsatz. Das ist ein zweizeitiger Eingriff, bei dem zunächst der Aortenbogen und in einer zweiten Operation zu einem späteren Zeitpunkt die Aorta descendens ersetzt wird. Vorausetzung dafür ist, dass im Übergangsbereich des erweiterten Aortenbogens zur erweiterten Aorta descendens ein noch nicht erweiterter Aortenbereich, das sogenannte „neck" (Hals), vorhanden ist.

Der Patient wird gekühlt und im Kreislaufstillstand der Aortenbogen herausgeschnitten. Die Kopf- und Armgefäße werden dabei wieder inselartig vom Aortenbogen abgetrennt (Abb. 28 a). Nun wird die Insel mit den Kopf- und Armgefäßen direkt an das Ende einer Rohrprothese genäht (Abb. 28 b). Das noch freie Ende dieser Rohrprothese wird mit einer Klemme abge-

▶

Abb. 28. „Elephant-trunk-Technik" (Elefantenrüssel-Technik): **a** Die gestrichelten Linien stellen die Schnittstellen dar. Die Kopf- und Armgefäße werden „inselartig" herausgetrennt. Zwischen dem Aortenbogen und der Aorta descendens findet sich ein noch nicht erweiterter Aortenbereich, das sogenannte „neck" (Hals). **b** Direkte Verbindung der Insel mit den Kopf- und Armgefäßen an das Ende einer Rohrprothese. **c** Durchblutung der Kopf- und Armgefäße durch einen Katheter in der Rohrprothese sichergestellt. **d** Fertigung der Anastomose im Falz der in sich eingestülpten Prothese mit dem Halsbereich der Aorta. **e** Herausziehen des inneren Anteils der in sich eingestülpten Prothese, Verbindung des freien Stückes der Prothese vor der Klemme mit der Aorta ascendens, während über eine Kanüle in der Prothese die Durchblutung der sich anschließenden Aortenbereiche gesichert wird. **f** Anastomosierung der beiden Rohrprothesen. **g** Endergebnis des ersten Teils der „Elephant-Trunk-Operation"

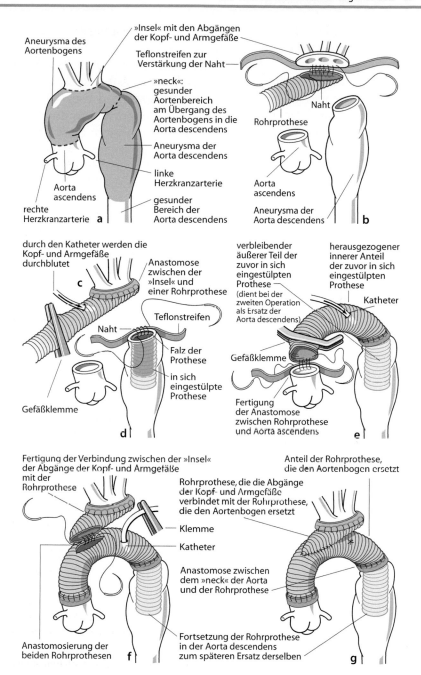

Aneurysma des Aortenbogens

»Insel« mit den Abgängen der Kopf- und Armgefäße

Teflonstreifen zur Verstärkung der Naht

»neck«: gesunder Aortenbereich am Übergang des Aortenbogens in die Aorta descendens

Aneurysma der Aorta descendens

linke Herzkranzarterie

gesunder Bereich der Aorta descendens

Aorta ascendens

rechte Herzkranzarterie **a**

Naht

Rohrprothese

Aorta ascendens

Aneurysma der Aorta descendens **b**

durch den Katheter werden die Kopf- und Armgefäße durchblutet

Anastomose zwischen der »Insel« und einer Rohrprothese

Teflonstreifen

Naht

Falz der Prothese

in sich eingestülpte Prothese

Gefäßklemme

c

d

verbleibender äußerer Teil der zuvor in sich eingestülpten Prothese (dient bei der zweiten Operation als Ersatz der Aorta descendens)

herausgezogener innerer Anteil der zuvor in sich eingestülpten Prothese

Katheter

Gefäßklemme

Fertigung der Anastomose zwischen Rohrprothese und Aorta ascendens **e**

Fertigung der Verbindung zwischen der »Insel« der Abgänge der Kopf- und Armgefäße mit der Rohrprothese

Rohrprothese, die die Abgänge der Kopf- und Armgefäße verbindet mit der Rohrprothese, die den Aortenbogen ersetzt

Klemme

Katheter

Anastomose zwischen dem »neck« der Aorta und der Rohrprothese

Anastomosierung der beiden Rohrprothesen **f**

Fortsetzung der Rohrprothese in der Aorta descendens zum späteren Ersatz derselben

Anteil der Rohrprothese, die den Aortenbogen ersetzt

g

klemmt. Hinter die Klemme wird nun ein Katheter gesteckt, über den zur Gehirnprotektion die Kopf- und Armgefäße durchblutet werden (Abb. 28 c). Als nächstes folgt die Anastomosierung der Rohrprothese mit dem Anfangsbereich der Aorta descendens (dem noch nicht erweiterten Halsbereich). Dazu wird die Rohrprothese in sich eingestülpt und der Falz der Rohrprothese an den Halsbereich der Aorta genäht (Abb. 28 d). Der innere eingestülpte Teil der Rohrprothese wird danach herausgezogen. Nach Klemmen des freien Endes der Rohrprothese, wird diese mit einer arteriellen Kanüle versehen. Über diese Kanüle wird zum Schutz des Rückenmarks und der Organe Blut in die sich anschließenden Aortenbereiche gepumpt. Das freie Stück der Prothese vor der Klemme wird nun mit der Aorta ascendens verbunden (Abb. 28 e).

Der Katheter in der Rohrprothese zu den Kopf- und Armgefäßen wird entfernt und eine Verbindung dieser Rohrprothese zu der anderen hergestellt. Für diese Phase muss auch die Durchblutung der Aorta, die sich an den Halsbereich anschließt, unterbrochen werden (Abb. 28 f). Anschließend kann nach Entlüftung der Kreislaufstillstand und die Operation in üblicher Weise beendet werden (Abb. 28 g). Der andere Teil der Rohrprothese verbleibt dabei zunächst frei in der Aorta descendens und wird in einer zweiten, späteren Operation zum Ersatz der Aorta descendes verwendet. Es muss dann nur noch eine Anastomose im gesunden Bereich der Aorta descendens genäht werden.

Ersatz der Aorta descendens

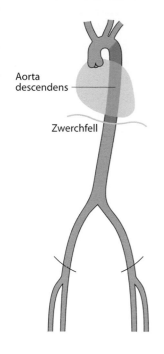

Aorta descendens

Zwerchfell

Bei dieser Operation wird der Patient in Rechtsseitenlage mit etwas zurück gekipptem Becken gelagert. Zur Aorta descendens gelangt man über einen hinteren seitlichen Zugang durch den Zwischenrippenraum zwischen der 4. und 5. oder der 5. und 6. Rippe. Muss ein ausgedehnter Ersatz der Aorta descendens erfolgen, dann wird noch ein zusätzlicher Zugang über den gleichen Hautschnitt etwas tiefer zwischen der 7. und 8. oder der 8. und 9. Rippe benötigt. Um den erkrankten Bereich der Aorta descendens ersetzen zu können, muss in Abhängigkeit von der Ausdehnung der Aortenerkrankung im Aortenbogen zwischen dem Abgang der linken Halsschlagader (*Arteria carotis comunis*) und der linken Schlüsselbeinschlagader (*Arteria subclavia*) oder im Anfangsbereich der Aorta descendens eine Klemme platziert werden. Durch das Schließen der Klemme wird abrupt ein Großteil des Kreislaufs ausgeschaltet, das Herz pumpt aber mit gleicher Kraft das Blut in die Aorta bis zur Klemme. Da nun das Abflussgebiet der Aorta nach der Klemme entfällt, erhöht sich auch der Widerstand, gegen den das Herz arbeiten muss. Es kommt zu einem massiven Blutdruckanstieg im Bereich der Herzkranz-, Kopf- und Armgefäße. Die große Kunst des anästhesiologischen und chirurgischen Teams ist es, diesen Blutdruckanstieg durch geeignete Maßnahmen zu vermeiden. Einerseits können blutdrucksenkende Medikamente oder das stufenweise Schließen der Aortenklemme Abhilfe schaffen. Eine andere Möglichkeit ist der Einsatz der Herz-Lungen-Maschine (via Leistenanschluss) oder Pumpensysteme, die vor dem Klemmen der Aorta das Blutvolumen im Herzen reduzieren. Ein weiterer Vorteil dieser kreislaufunterstützenden Systeme ist die Möglichkeit, die Durchblutung in den Aortenbereichen unterhalb der erkrankten Aorta descendens aufrechtzuerhalten. Mit einer zweiten Klemme wird im gesunden Aortenbereich unterhalb der erkrankten Aorta geklemmt, damit das Blut nicht in den Operationsbereich gepumpt wird. Dadurch werden das Rückenmark und die Organe während des Ersatzes der Aorta descendens vor Schäden geschützt. Der kranke Teil der Aorta descendens wird längs ausgeschnitten und durch eine Rohrprothese ersetzt. Zunächst wird dabei die Verbindung zwischen dem gesunden Anfangsbereich der Aorta descendens und dann die mit dem gesunden Endbereich der Aorta desendens gefertigt. Einige Gefäße, die das Rückenmark versorgen und die in dem Bereich der aus dem Blutkreislauf ausgeschlossenen kranken Aorta abgehen, werden wieder in die Rohrprothese eingepflanzt. Damit wird das Risiko einer Querschnittslähmung nach der Operation gesenkt.

Nach Entlüftung wird/werden die Klemme/n wieder entfernt (Abb. 29). Im Gegensatz zu den Verhältnissen beim Anbringen der Klemme kommt es beim Öffnen der Klemme zu einem plötzlichen Blutdruckabfall, da auf einmal das gesamte Stromgebiet der Aorta wieder freigegeben wird. Durch Medikamente, langsames Öffnen der Klemme sowie durch Einsatz von kreislaufunterstützenden Systemen kann diesem Blutdruckabfall entgegengewirkt werden. Bei Verwendung eines kreislaufunterstützenden Systems wird anschließend der Kreislauf wieder davon entwöhnt.

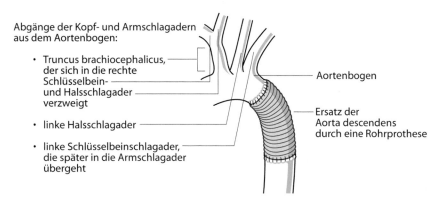

Abgänge der Kopf- und Armschlagadern aus dem Aortenbogen:

- Truncus brachiocephalicus, der sich in die rechte Schlüsselbein- und Halsschlagader verzweigt

- linke Halsschlagader

- linke Schlüsselbeinschlagader, die später in die Armschlagader übergeht

Aortenbogen

Ersatz der Aorta descendens durch eine Rohrprothese

Abb. 29. Ersatz der Aorta descendens mit einer Rohrprothese

Nach der Blutstillung folgt nun der Wundverschluss des Brustkorbs.

Muss neben der Aorta descendens auch der Endbereich des Aortenbogens ersetzt werden, dann geschieht dies im Kreislaufstillstand mit entsprechender Kühlung des Patienten.

Ersatz der thorakoabdominellen Aorta

Der Ersatz der thorakoabdominellen Aorta ist etwas aufwendiger, da es sich um einen Zweihöhleneingriff handelt, d. h. es wird sowohl der Brustkorb als auch der Bauchraum eröffnet. Der Patient liegt dazu in Rechtsseitenlage und das Becken ist wieder etwas nach hinten gekippt, damit man die Möglichkeit hat, ein kreislaufunterstützendes System über die Leiste anzuschließen.

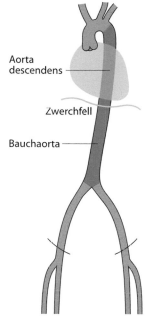

Aorta
descendens

Zwerchfell

Bauchaorta

Je nach Ausdehnung der erkrankten Aorta wird für den Endbereich des Aortenbogens oder den Anfangsbereich der Aorta descendens eine hintere seitliche Brustkorberöffnung zwischen der 4. und 5. Rippe gewählt. Ist die Aorta descendens in ihrem mittleren und unteren Abschnitt erkrankt, wird der Zugang zwischen der 7. und 8. oder der 8. und 9. Rippe gewählt. Ein Aneurysma, das sich z. B. vom Ende des Aortenbogens über die gesamte Aorta descendens weiter zur Bauchaorta erstreckt, erfordert zwei Brustkorberöffnungen: zwischen der 4. und 5. Rippe und der 7. und 8. oder der 8. und 9. Rippe. Dabei wird derselbe Hautschnitt verwendet. Dieser Schnitt wird schräg nach vorne zur Mitte des Bauchs geführt und läuft hier parallel zur Mittellinie des Bauchs bis unter den Bauchnabel oder zum Oberrand der Schambeinfuge (Abb. 30). Letzteres ist dann der Fall, wenn die Bauchaorta zur Aufteilung in die Beckengefäße ersetzt werden muss.

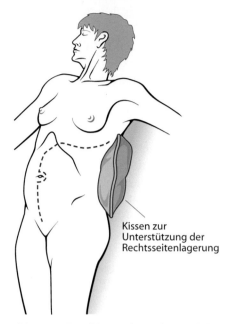

Kissen zur
Unterstützung der
Rechtsseitenlagerung

Abb. 30. Schnittführung beim thorakoabdominellen Aortenersatz in Rechtsseitenlage des Patienten. Erfolgt der Aortenersatz bis zur Aufteilung der Bauchaorta in die Beckengefäße, dann wird der Schnitt wie hier in der Abbildung bis zum Oberrand der Schambeinfuge geführt (gestrichelte Linie)

Um zur Aorta descendens zu gelangen, wird die Lunge beiseite geschoben und mit Haken aus dem Operationsfeld gehalten. Um den Anteil der Aorta zu erreichen, der durch das Zwerchfell in den Bauchraum hinter der Bauchhöhle tritt, wird das Zwerchfell durchtrennt. Der Zugang zur Bauchaorta erfolgt nicht durch die Bauchhöhle, sondern in den Raum hinter der Bauchhöhle, den man als *Retroperitoneum* bezeichnet. Wie beim Ersatz der Aorta descendens kommt es auch hier beim Schließen der Klemme, die die kranke Aorta aus dem Kreislauf ausschaltet, zu erheblichen Blutdruckanstiegen bzw. beim Öffnen derselben nach vollendetem Aortenersatz zu einem entsprechenden Blutdruckabfall. Neben Medikamenten und dem langsamen stufenweisen Schließen oder Öffnen der Klemme können auch hier die kreislaufunterstützen-den Systeme den Blutdruckschwankungen entgegenwirken. Wie

Sie nun schon wissen, hat das zusätzlich den Vorteil, dass die Rückenmarks- bzw. Organdurchblutung während der Fertigung der Anastomosen zwischen der Aorta und der Rohrprothese gewährleistet ist. Ein Kreislaufstillstand mit Kühlung des Patienten ist erforderlich, wenn es nicht möglich ist, die erste Klemme im Verlauf des Blutstroms der Aorta zu setzen. Die Klemme muss den Blutfluss vom Herzen zum erkrankten Aortenbereich unterbrechen, damit das Blut nicht vom Herzen in das Operationsfeld gepumpt wird und der Patient beim Längseröffnen des zu ersetzenden Aortenbereichs verblutet. Über den Leistenanschluss wird der Patient dann soweit gekühlt, dass die Herz-Lungen-Maschine abgestellt werden kann. Es existieren während dieser Phase verschiedene Varianten, die Durchblutung des Gehirns, des Rückenmarks oder der anderen Organe gewährleisten. Die Durchblutung des Gehirns geschieht z. B. durch die selektive antegrade Gehirnperfusion (siehe S. 82). Zum Schutz des Rückenmarkes und der Organe muss eine Klemme im Verlauf der Aorta gesetzt werden, so dass beim Einsatz der Herz-Lungen-Maschine über die Leistenschlagader der untere Teil der Aorta bis zu dieser Klemme durchblutet wird.

In Untersuchungen wird die Gefahr der Querschnittslähmung nach dem Ersatz der thorakoabdominellen Aortenaneurysmen je nach Ausdehnung zwischen 4 und 31% angegeben, wobei bei Aneurysmen, die vom Beginn der Aorta descendens bis zur Aufteilung der Bauchaorta in die Beckengefäße reichen, das Risiko der Querschnittslähmung am höchsten ist. Je nachdem, welche Abschnitte der thorakoabdominellen Aorta ersetzt werden müssen, werden in diesem Bereich die ausgeschalteten Abgänge der Schlagadern der Organe bzw. die, die für die Rückenmarksdurchblutung wichtig sind, wieder in die Rohrprothese implantiert.

Auch hier kann zur Verstärkung der Aortenwand bzw. zum besseren Abdichten der Stichkanäle, die durch das Nähen entstehen, ein Filzstreifen aus Teflon zur Fertigung der Anastomosen verwendet werden.

Zum Schutz der Prothese kann die längs aufgeschnittene kranke Aortenwand wieder über der Prothese zugenäht werden, man nennt diese Technik die „Graft-inclusion-Technik" (Protheseneinschlusstechnik).

Nach Entwöhnung von den kreislaufunterstützenden Systemen sowie der sorgfältigen Blutstillung erfolgt der schichtweise Wundverschluss.

Die Variationen und Möglichkeiten der Durchführung der Aortenoperationen sind erheblich. Manche Chirurgen verwenden bei unkomplizierten Fällen mit geeigneter Lokalisation der Aortenerkrankung auch die „Clamp and sew-Technik". Hier wird der Ersatz der kranken Aorta nur durch Ausklemmen der Aorta vor dem kranken Aortenbereich aus dem Blutfluss gefertigt, ohne dass dabei kreislaufunterstützende oder andere Durchströmungssysteme (Perfusionsysteme) zum Einsatz kämen. Deswegen heißt diese Technik „Klemmen und Nähen".

Ersatz der Bauchaorta (abdominelle Aorta)

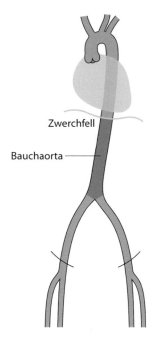

Zwerchfell

Bauchaorta

Für den Ersatz der Bauchaorta liegt der Patient in Rückenlage. Die Schnittführung beginnt am knorpeligen Ende des Brustbeins und verläuft in der Mittellinie des Bauchs bis zur Schambeinfuge. Der Bereich des Nabels wird dabei linksseitig umschnitten. Die Bauchhöhle wird eröffnet. Die Gedärme werden beiseite geschoben, mit feuchten Tüchern gegen das Austrocknen bedeckt und mit Bauchhaken aus dem Operationsfeld gehalten. Nun blickt man auf die kranke Bauchaorta, die durch eine dünne Gewebsschicht, das Bauchfell, von der Bauchhöhle getrennt wird. Das Bauchfell wird nun ebenfalls eröffnet.

Am häufigsten sind solche Bauchortenaneurysmen, die unterhalb der Nierenarterien beginnen. Sie werden daher auch als *infrarenale"* Bauchaortenaneurysmen bezeichnet. Für den Bauchaortenersatz wird in der Regel kein kreislaufunterstützendes System benötigt. Damit die kranke Bauchaorta längs aufgeschnitten werden kann, muss auch hier eine Klemme gesetzt werden, die verhindert, dass das Blut vom Herzen aus in den zu ersetzenden Bereich der Aorta gepumpt wird, damit der Patient nicht verblutet und der Operateur in einem möglichst blutarmen Operationsgebiet operieren kann. Diese Klemme wird also in einem gesunden Bereich oberhalb der erkrankten Aorta platziert (Abb. 31 a). Unterhalb des Endes des kranken Aortenbereichs benötigt man hier keine Klemme, dieser Bereich bleibt offen. Ein Sauger des Cellsavers (siehe S. 86) kann das zurückfließende Blut auffangen, so dass es dem Patienten wieder zurückgegeben werden kann. Alternativ kann allerdings auch abgeklemmt werden. Zuerst wird die obere Verbindung zwischen Rohrprothese und Aorta unterhalb der Klemme gefertigt, anschließend die Anastomose zwischen dem freien Ende der Rohrprothese und dem unteren Ende der Aorta (Abb. 31 b). Dabei muss darauf geachtet werden, dass die Anastomosen jeweils in gesunden Aortengewebe erfolgen, so dass diese Prothesen-Aorta-Verbindungen sicher sind. Zur Verstärkung der Aortenwand im Bereich der Anastomosen können auch hier Teflonstreifen verwendet werden. Wichtige Gefäße, die aus dem ausgeschalteten kranken Aortenbereich entspringen, werden wieder in die Rohrprothese eingepflanzt. Dazu gehören solche, die für die Durchblutung des Rückenmarks oder der Organe entscheidend sind. Unwichtige Gefäßabgänge werden, damit es nicht zu Blutungen kommt, einfach übernäht.

Nach Entlüftung kann die Aortenklemme entfernt und der Blutfluss durch die Prothese freigegeben werden. Die verbleibende aus dem Blutstrom ausgeschaltete kranke Aortenwand kann nun zum Schutz für die Prothese z. B. gegen Infektionen über der Prothese verschlossen werden („Graft-inclusion-Technik") (Abb. 31 c).

Natürlich kommt es auch hier beim Schließen oder Öffnen der Klemmen zu erheblichen Blutdruckschwankungen. Ein langsames Schließen oder Öffnen der Klemme erlaubt es dem Kreislauf, sich den neu aufgetretenen Bedingungen anzupassen. Des Weiteren kommen auch hier wieder Medikamente zum Einsatz, um diesen Blutdruckschwankungen entgegenzuwirken.

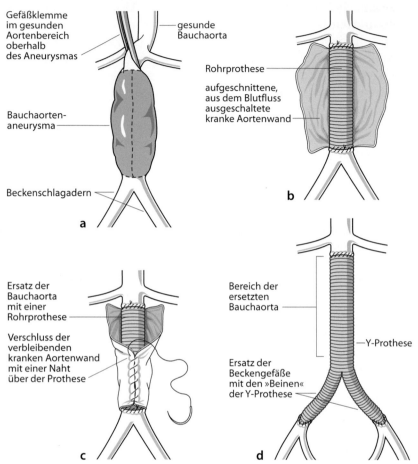

Gefäßklemme
im gesunden
Aortenbereich
oberhalb
des Aneurysmas

gesunde
Bauchaorta

Rohrprothese

aufgeschnittene,
aus dem Blutfluss
ausgeschaltete
kranke Aortenwand

Bauchaorten-
aneurysma

Beckenschlagadern

a

b

Ersatz der
Bauchaorta
mit einer
Rohrprothese

Verschluss der
verbleibenden
kranken Aortenwand
mit einer Naht
über der Prothese

Bereich der
ersetzten
Bauchaorta

Y-Prothese

Ersatz der
Beckengefäße
mit den »Beinen«
der Y-Prothese

c

d

Abb. 31. a Darstellung eines Bauchaortenaneurysmas: Die Klemme ist bereits gesetzt, die gestrichelte Linie zeigt die Schnittführung zur Eröffnung des kranken Aortenbereichs. **b** Ersatz der Bauchaorta durch eine Rohrprothese. **c** Die verbleibende kranke Aortenwand kann nun über der Prothese wieder verschlossen werden („Graft-inclusion-Technik"). **d** Ersatz der Bauchaorta und der Beckengefäße mit einer Y-Prothese

Ersatz der Bauchaorta einschließlich der ebenfalls erkrankten Becken- oder Beingefäße

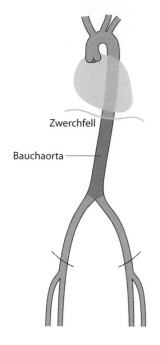

Zwerchfell

Bauchaorta

Ist die Bauchaorta bis in die Beckengefäße erkrankt, z. B. bei aneurysmatischer Veränderung oder bei arteriosklerotischen Wandablagerungen, die den Blutfluss stark einschränken, dann werden auch diese Gefäße ersetzt. Dazu wird eine Y-Prothese verwendet, sie sieht aus wie eine „Hose". Wie der Name schon verrät, sind an das untere Ende der Rohrprothese zwei kleinere Rohrprothesen angefügt, die zum Ersatz der Beckengefäße dienen (Abb. 31 d). Zur Überbrückung von hochgradigen Durchblutungsstörungen der Beckengefäße können sie auch mit den Leistenschlagadern verbunden werden. Die Leistenschlagadern werden dazu über einen Extrahautschnitt in der Leiste freigelegt und die Beine der Y-Prothese parallel zum natürlichen Verlauf der Blutgefäße bis zu den Leistenschlagadern durchgezogen. Ist z. B. nur eine Überbrückung nötig, dann kann eine normale Rohrprothese zum Ersatz der Bauchaorta dienen, eine kleinere Rohrprothese wird dann zunächst mit der großen Rohrprothese und anschließend mit der Leistenschlagader verbunden. Die Variationsmöglichkeiten sind auch hier sehr vielfältig.

Operationen traumatischer Aortenverletzungen

Im Rahmen von Verkehrsunfällen, Stürzen aus großer Höhe oder Tritten kann es auch zu Einrissen der Aortenwand kommen. Da die Aorta die Hauptpipeline für die Blutversorgung unseres Körpers ist, wird verständlich, dass es im Falle einer Verletzung rasch zu einem lebensbedrohlichen Blutverlust kommt. Deswegen versterben etwa 80–90% der Menschen mit einer traumatischen

Aortenverletzung sofort. Gelangt der Patient schnell genug in den Operationsaal, so erfolgte früher eine Notfalloperation, bei der der betroffene Aortenbereich durch eine Rohrprothese ersetzt wurde. Kleinere Risse in der Aortenwand ließen sich eventuell auch direkt mit einer Naht verschließen. Heutzutage wird zumeist ohne Brustöffnung versucht das Areal der Aortenruptur durch eine Endoprothese (Stent) (siehe S. 115) auszuschalten, was gerade bei mehrfach verletzten Unfallopfern deutlich risikoärmer ist.

Operationen von kleinen sackförmigen (sacculären) Aortenaneurysmen

Kleine sacculäre Aortenaneurysmen (siehe S. 17) können mit einer Gefäßklemme aus dem Blutstrom ausgeklemmt und entfernt werden. Der dadurch entstandene Defekt kann nun direkt mit einer Naht oder mit einem entsprechend großen Stück Kunstgewebe wieder verschlossen werden. Dabei ist der Einsatz von kreislaufunterstützenden Systemen nicht erforderlich. Durch Endoprothesenimplantation lässt sich bei geeigneter Lokalisation ebenfalls eine Operation umgehen.

Fensterungsoperation

Eine *Fenestration* (Fensterungsoperation) wird bei Dissektionen angewandt, wenn es zu Durchblutungsstörungen von Organen kommt. Bei dieser Operation wird zwischen dem wahren und dem falschen Lumen der Aorta eine Verbindung geschaffen, indem ein Stück der Dissektionensmembran entfernt wird. Das reicht meistens aus, um die Minderdurchblutung der Organe wieder zu beheben.

Wie lange dauert eine Aortenoperation?

Je nach Lokalisation des Aorteneingriffs, der Notwendigkeit eines Herz- bzw. Kreislaufstillstands sowie des chirurgischen Aufwands kann eine Operation von etwa zwei bis zu mehreren Stunden dauern. So dauert manchmal das Kühlen bzw. Wiedererwärmen des Patienten im Rahmen eines Kreislaufstillstands etwa ein bis zwei Stunden, bei antegrader Hirnperfusion ohne tieferes Abkühlen des Patienten wird entsprechend Zeit gespart.

Ist ein minimal-invasives Vorgehen bei der Aortenchirurgie möglich?

Ein minimal-invasives Vorgehen bedeutet im Wesentlichen, dass der Zugangsweg zum Herzen möglichst klein gehalten wird. Im Bereich der Aorta ascendens und des Bogens können die Operationen auch über einen verkürzten Hautschnitt von etwa 7 cm – gegenüber dem konventionellen von 15–20 cm – und eine begrenzte Durchtrennung des Brustbeins erfolgen. So kann z. B. nur der obere Teil des Brustbeins durchtrennt werden, während der untere intakt bleibt. Der Einsatz der Herz-Lungen-Maschine ist jedoch auch hier zur Durchführung der Operation erforderlich.

Alternative zum chirurgischen Ersatz der Aorta: Endoprothesen

Zur Behandlung von Aortenaneurysmen im Bereich der Aorta descendens oder der Bauchaorta werden neuerdings auch *intraluminale Stents* eingesetzt. Dabei handelt es sich um im Gefäß liegende Drahtgeflechte, die mit einem Kunstgewebe überzogen sind. Man bezeichnet sie auch als *Endoprothesen*. Der Eingriff erfolgt in Vollnarkose. Vorher wurde entsprechend der Größe und Maße Ihres Aneurysmas eine speziell für Sie passende Endoprothese gefertigt. Zur Implantation dieser Endoprothesen muss der Brust- bzw. Bauchraum nicht eröffnet werden. Nach der Desinfektion und dem sterilen Abdecken mit Tüchern wird die Leistenschlagader freigelegt. Unter Durchleuchtung wird die noch nicht entfaltete Endoprothese über einen vorher platzierten dünnen

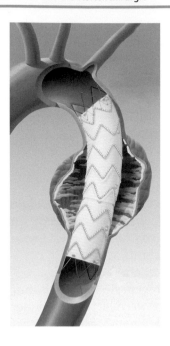

Abb. 32. Endoprothese
(Talent™ Endo-Prothese, © Medtronic)

Führungsdraht in den Aneurysmabereich der Aorta vorgeschoben, so dass der Anfang der Endoprothese oberhalb und ihr Ende unterhalb des kranken Aortenbereichs liegt. Ist die Lage korrekt, dann wird die Endoprothese entfaltet und dadurch der aneurysmatische Aortenbereich ausgeschaltet (Abb. 32). Dabei wird die Endoprothese durch das Drahtgeflecht stabilisiert und an die innere Gefäßwand gedrückt. In bestimmten Fällen kann die Endoprothese auch über die Armschlagader implantiert werden.

Bei Typ-B-Dissektionen (siehe S. 37) kann durch die Endoprothese das Entry verschlossen werden, was allerdings voraussetzt dass die genaue Lage des Entrys bekannt ist. Auch bei Rupturgefahr einer Typ-B-Dissektion kann eine Endoprothese implantiert werden. Bei einer traumatischen Aortenruptur handelt es sich in erfahrenen Kliniken um das Verfahren der ersten Wahl.

Ein Nachteil der Endoprothese ist, dass manchmal ein sogenannter „Endoleak" auftreten kann: ein anhaltender Blutfluss zwischen der Endoprothese und der erkrankten Aortenwand. Ein solches Endoleak kann entstehen, wenn die Enden der Endoprothese nicht mit der Aortenwand abdichten oder aus Gefäßabgängen im Bereich der ausgeschalteten Aorta Blut dorthin zurückfließt. Je nach Ausmaß der Endoleaks werden weitere Maßnahmen ergriffen, so kann z. B. bei nicht dicht abschließender Endoprothese mit der Aortenwand eine zweite Endoprothese in diesen Bereich implantiert werden, bei rückblutenden Gefäßen in den Bereich der ausgeschalteten Aorta können diese mittels spezieller Techniken verschlossen werden. Selten muss bei großen nicht behandelbaren Endoleaks eine Operation durchgeführt werden, bei der die Endoprothese entfernt und die kranke Aorta durch eine Rohrprothese ersetzt wird.

Weitere Nachteile der Endoprothesen sind die Möglichkeit des Verrutschens oder der Ruptur während der Implantation, was dann in einer Notfalloperation endet.

Bei der Implantation der Endoprothesen werden die Gefäßabgänge aus dem kranken Aortenabschnitt durch die Endoprothese verschlossen, d. h. sie werden nicht mehr durchblutet. Deshalb kann die Endoprothese nur in Abschnitten eingepflanzt werden, wo keine wichtigen Organschlagadern entspringen. Die Gefahr des Verschließens von Arterien, die das Rückenmark versorgen, bleibt auch hier in einem gewissen Maße bestehen, was das Risiko einer Querschnittslähmung bedeutet.

Mit Sicherheit von Vorteil ist die Implantation der Endoprothese bei Patienten, bei denen ein operativer Aortenersatz z. B. aufgrund hohen Alters oder schwerer Begleiterkrankungen (traumatischen Aortenruptur) riskant ist.

In den letzten Jahren wurde die Technik der Stentimplantation weiterentwickelt. So können heutzutage auch Stents im Bereich des Aortenbogens implantiert werden, wo die Blutgefäße für den Kopf, das Gehirn und die Arme entspringen. Dadurch können die Abgänge dieser Gefäße verschlossen werden. Damit die Durchblutung im Gehirn weiterhin gewährleistet ist, werden vorher Umgehungsleitungen, die so genannten *Bypässe,* gelegt. Da diese Bypässe nicht den natürlichen Verlauf wie die Blutgefäße nehmen, werden sie auch als *extraanatomische Bypässe* bezeichnet. Um diese Bypässe anzulegen, ist oftmals eine *Sternotomie,* d. h. die Eröffnung des Brustbein erforderlich.

Ein weiterer Fortschritt der Stentimplantation stellt eine Kombination vom chirurgischen Ersatz des Aortenbogens mit der absteigenden Aorta (*Aorta descendens*) durch die *Elephant-trunk-Technik* („Elefantenrüsseltechnik") dar (siehe S. 102). Die Rohrprothese, die den Aortenbogen überbrückt, setzt sich dabei in die absteigende Aorta fort. Somit entfällt die zweite Operation, die zu einem späteren Zeitpunkt erfolgen würde, um die Aorta descendens zu ersetzen. Gleichzeitig wird während dieser ersten Operation ein Stent unter Durchleuchtung (Röntgen) in die Rohrprothese implantiert. Dadurch wird das Aneurysma im Bereich der Aorta descendens ausgeschaltet.

Was geschieht, wenn außer einer Operation der Aorta noch eine Bypassoperation erforderlich ist?

Falls es sich nicht aufgrund einer Rupturgefahr bzw. einer bereits rupturierten Aorta um eine notfallmäßige Aortenoperation handelt, so sollte die Bypassoperation vor der eigentlichen Aortenoperation erfolgen, um das Herzinfarktrisiko auszuschalten. Manchmal kann es jedoch vorkommen, dass während der Erholung (etwa sechs Wochen) nach der Bypassoperation die Aorta schon vor der Aortenoperation rupturiert. Ist z.B. eine Operation an der Aorta ascendens mit oder ohne zusätzliche Aortenklappenoperation geplant, so können gleichzeitig auch die Bypässe mit angelegt werden.[2]

Eine Alternative zur Bypassoperation ist die Ballondilatation. Dazu müssen die Verengungen der Herzkranzgefäße für eine Aufdehnung mit dem Ballon zugänglich sein. Die Verengung wird durch das Aufblasen des Ballons weggedrückt. Man bezeichnet dieses Verfahren auch als *PTCA, „percutaneous transluminal coronary angioplasty"*. Der Vorteil der Ballondilation ist, dass kurz danach die Aortenoperation erfolgen kann. Allerdings besteht die

---

[2] Ausführliche Informationen zum Thema Bypasschirurgie in: J. Ennker, K. Bauer: Patientenratgeber Operationen am Herzen – Herzkranzgefäße. Steinkopff, Darmstadt

Gefahr, dass die Verengung z. B. durch elastische Rückstellkräfte der Gefäßwand im aufgedehnten Bereich der Herzkranzarterie wieder erneut entsteht.

Welche Komplikationen können im Rahmen einer Aortenoperation auftreten?

Jeglicher Eingriff in die menschliche Natur beinhaltet Risiken. Daher ist es verständlich, dass Ihnen kein ärztliches Team den Erfolg einer Operation absolut garantieren kann. Entscheidend ist es den richtigen Zeitpunkt für die Operation zu finden, damit es nicht zu lebensbedrohlichen Folgen der Aortenerkrankung kommt. Das gesamte Operationsteam trifft Vorsichtsmaßnahmen, um leichte oder manchmal auch folgenschwere Komplikationen zu verhindern.

Bei allen Arten von Operationen können **allgemeine Komplikationen** auftreten. Dazu zählen Wundentzündungen (-infektionen), die sich durch das Eindringen von Keimen in Wunden bilden können. Meistens sind die betroffenen Wunden gerötet und druckempfindlich. Teilweise entleert sich Flüssigkeit. Solche Veränderungen sind unverzüglich einem Arzt mitzuteilen. Werden entzündete Wundgebiete rechtzeitig behandelt, lässt sich meist ein weiteres Fortschreiten der Infektion verhindern. Dringt die Entzündung in die Tiefe, ist eine zweite Operation erforderlich, um den Infektionsherd zu sanieren. Ist die implantierte Prothese auch infiziert, so muss sie wieder entfernt und eine neue implantiert werden. Antibiotika unterstützen den Kampf gegen die Infektionserreger durch die hemmende oder abtötende Wirkung auf die Bakterien.

Nach Operationen, bei denen das Brustbein durchtrennt wurde, können gelegentlich die Drahtschlingen, die die Brustbeinhälften zusammenhalten, den Knochen des Brustbeins durchschnüren. Die Brustbeinhälften sind dann gegeneinander verschieblich, instabil.

Sie spüren ein Knacken (*Krepitieren*) des Brustbeines beim Husten. Die Ursache dafür muss nicht immer eine Entzündung sein. Manchmal genügt es, wenn durch gewisse Bewegungen das Brustbein überlastet wird. Deswegen zeigen Ihnen die Krankengymnasten, wie man sich im Bett mittels Strickleiter aufrichtet oder brustbeinschonend hustet oder aufsteht. Starker Hustenreiz bei Rauchern fördert ebenso die Instabilität des Brustbeins. Ist nur ein Teil des Brustbeins instabil, so kann mit einer Brustkorbbandage („*Cingulum*") die Heilung des Brustbeines unterstützt werden. Betrifft die Instabilität das gesamte Brustbein, wird eine operative Stabilisierung bevorzugt.

In den tiefen Beinvenen können sich nach Operationen Gerinnsel bilden (tiefe Beinvenenthrombose). Wenn sich solche Gerinnsel lösen und in die Lunge gelangen, liegt eine Lungenembolie vor.

Im Rahmen der Operation kann es zu Verletzungen von Nerven und Gefäßen kommen sowie zum Versagen verschiedener Organsysteme.

Bei Störungen der Blutgerinnung sowie durch Lockerung einer blutstillenden Naht oder sonstige Umständen können die Wundschläuche soviel Blut fördern, dass eine zweite Operation zur Suche der Blutungsquelle nötig ist. Manchmal lässt sich jedoch eine solche nicht eindeutig ausfindig machen, da die Blutung selbst vielleicht schon zum Stillstand gekommen ist oder eine allgemein schlechte Gerinnungsfähigkeit des Blutes ohne eigentliche Blutungsquelle vorliegt.

Gegebenenfalls wird der Einsatz von Fremdblutkonserven mit der Gefahr der Übertragung von ansteckenden Krankheiten (HIV, Leberentzündungen u. a.) erforderlich.

Außerdem können im Rahmen der Operation Hautschäden und Hautreaktionen auftreten.

Im Rahmen der Operation kann sich auch eine Lungenentzündung (*Pneumonie*) ausbilden. Gelegentlich führt dies zu einer längeren Nachbeatmungszeit auf der Intensivstation. Zum Teil sind die Lungen der Patienten schon mit bestimmten Krankheitserregern besiedelt, die unter normalen Bedingungen vom Körper in Schach gehalten werden. Wird der Körper geschwächt, wie z. B. durch eine Operation, dann nutzen diese Krankheitserreger die Chance, um eine Entzündung der Lunge hervorzurufen.

Nun zu den **speziellen, typischen Komplikationen** der Aortenchirurgie:

Durch den Einsatz der Herz-Lungen-Maschine hat das Blut Kontakt zu nicht körpereigenen Oberflächen. Dadurch ist es mechanischen Einflüssen ausgesetzt, die zum Zerfall der roten Blutkörperchen (*Hämolyse*) und der für die Blutgerinnung wichtigen Blutplättchen führen können. Durch den Zerfall der roten Blutkörperchen wird Blutfarbstoff freigesetzt, was eine vorübergehende Gelbfärbung der Haut und der Schleimhäute zur Folge haben kann. Die Beeinträchtigung der Blutplättchenfunktion verursacht je nach Ausmaß Gerinnungsstörungen. Letztere können auch durch Störungen einer meist vor der Operation schon beeinträchtigten Leberfunktion bedingt sein.

Im Vergleich zur Herz-Lungen-Maschine, die mit Rollerpumpen ausgestattet ist, ist der Einsatz von Zentrifugalpumpen vor allem bei längeren Pumpzeiten für das Blut schonender. Der Zerfall der roten Blutkörperchen ist hier geringer.

Bei Patienten mit Nierenschäden kann es durch die Herz-Lungen-Maschine zu einer Verschlechterung der Nierenfunktion kommen. In aller Regel erholen sich jedoch die Organsysteme nach einer Operation mit Herz-Lungen-Maschine schnell.

Durch den Einsatz der kreislaufunterstützenden Pumpsysteme können sich Kalkablagerungen oder Blutgerinnsel von der Aortenwand lösen und in andere Schlagadern geschwemmt werden (Embolie). Gelangt ein Kalkteilchen in das Gefäßsystem des Gehirns, kann es zum Schlaganfall kommen.

Gerade bei Aortenklappenoperationen können sich beim Entkalken der erkrankten Herzklappe und umliegender Strukturen trotz größter Sorgfalt kleine Kalkteilchen lösen.

Eine weitere große Gefahr diesbezüglich stellt das Abklemmen und Öffnen der Aortenklemme der Aorta dar.

Losgelöste Kalkteilchen, Mikroembolien (Verschluss kleinster Blutgefäße) und entzündliche Reaktionen des Körpers auf die Herz-Lungen-Maschine erklären mögliche Nervenfunktionsstörungen oder Störungen des psychischen Befindens nach der Operation, das *Durchgangssyndrom*, im Sinne von geistiger Verwirrtheit (z.B. werden Angehörige nicht erkannt). Bei 98% der Patienten bildet sich dies aber innerhalb der ersten Tage bis Wochen nach der Operation vollständig zurück.

Ist bei Aortenoperationen im Bereich des Aortenbogens die Gehirnprotektion (siehe S. 82) nicht ausreichend oder liegen im Rahmen einer Dissektion Durchblutungsstörungen der Kopfgefäße vor, so kann dies auch zu Schädigungen des Gehirns führen. Diese können sich dann wieder in Form eines Schlaganfalls äußern. In extremen Fällen kann es durch eine massive Schädigung des Gehirns zum Hirntod kommen.

Bei Operationen der Aorta descendens und/oder der Bauchaorta kann es aufgrund von Durchblutungsstörungen der Gefäße, die das Rückenmark versorgen, zu Querschnittslähmungen kommen. Das Gleiche trifft auch auf Organe zu, die von diesen Abschnitten der Aorta mit Blut versorgt werden. Eine Durchblutungsstörung oder gar eine Nichtdurchblutung dieser Organe hat eine Störung der Organfunktion und im schlimmsten Fall den Organtod zur Folge. Wichtig ist es, dies gleich während der Operation zu erkennen, damit die Durchblutung wieder gesichert werden kann. Geschieht dies nicht, kann je nach Ausmaß der Minderdurchblutung bzw. Unterbrechung der Blutversorgung eine zweite Operation erforderlich werden.

Wie Sie nun schon wissen, kann es auch im Rahmen eines Kreislaufstillstands zur Schädigung des Gehirns, des Rückenmarks oder anderer Organe kommen.

Es wurden bereits einige Strategien beschrieben, die zum Schutze des Rückenmarks und der Organe während der Operation eingesetzt werden können, um die eben erwähnten schwerwiegenden Folgen zu vermeiden.

Liegt eine schwere Herzerkrankung vor oder ist eine Operationszeit mit einem langen Herzstillstand erforderlich, so kann es zur Schädigung des Herzmuskels kommen. Machmal ist das Herz dann zu schwach oder schon zu stark vorgeschädigt, um den Kreislauf nach der Operation aufrechtzuerhalten (*Low-cardiac-output-Syndrom*), so dass dann mechanische Unterstützungssysteme benötigt werden. Das einfachste dieser Art stellt eine Ballonpumpe in der Hauptschlagader dar, im Fachjargon als *„intraaortale Ballonpumpe"*, abgekürzt *IABP*, bezeichnet. Diese Ballonpumpe besteht aus einem dünnen Plastikschlauch (Katheter), an dessen Ende sich ein aufblasbarer Ballon befindet. Der Ballonkatheter wird entweder über die Hauptschlagader oder über die Beinschlagader in der großen Körperschlagader platziert. Durch das – in Übereinstimmung mit dem Herzschlag – synchronisierte Aufblasen und Leeren des Ballons wird die Herzdurchblutung gefördert und die Herzarbeit erleichtert. Die IABP ermöglicht es dem Herzen, sich zu regenerieren, so dass sie nach einem bis zu wenigen Tagen wieder entfernt werden kann. Das Herz ist dann ausreichend gekräftigt, um den Kreislauf selbst aufrechtzuerhalten. Vor allem schwer vorgeschädigte Herzen können von der IABP profitieren.

Auf Undichtigkeiten (Lecks), die bei Aortenklappenoperationen zwischen dem neuen Herzklappenring und dem Klappenring des Patienten entstehen können, wurde bereits hingewiesen. Im Fachjargon spricht man von *paravalvulären Lecks*, „para" bedeutet neben dem, „valvulär" die Klappe betreffend. Kleine Lecks verschließen sich in der Regel im Laufe der Zeit selbst. Liegt ein den Patienten beeinträchtigendes größeres Leck vor, ist eine operative Korrektur erforderlich. Die Zeichen, die ein Klappenleck vermuten lassen, sind der Zerfall von roten Blutkörperchen (Hämolyse) und die Symptome einer Klappenschlussundichtigkeit. Manchmal entstehen solche Lecks im Rahmen einer Herzinnenhautentzündung (Endokarditis) einige Monate nach der Herzoperation.

Äußerst selten können auch Defekte an den implantierten Herzklappen selbst oder Klappenfehlfunktionen zu einer erneuten Operation führen. Ersteres kommt bei den modernen Herzklappen praktisch nicht mehr vor.

Manchmal können die Herzkranzgefäße durch die Herzklappenoperation in Mitleidenschaft gezogen werden, so dass Durchblutungsstörungen des Herzens auftreten. Wird dies nicht erkannt und das oder die beeinträchtigten Herzkranzgefäße nicht mit Bypässen versorgt, kann Herzmuskelgewebe absterben. Dieser Zustand wird als Herzinfarkt bezeichnet.

Auch bei Aortenoperationen in Kombination mit einer Herzklappen- und Bypassoperation können Herzinfarkte auftreten. Infolge eines zu niedrigen Blutdrucks oder Rhythmusstörungen tritt ein Teil der Herzinfarkte in der Zeit von Narkosebeginn bis zur Aufnahme der extrakorporalen Zirkulation auf, d.h. der Übernahme der Funktion von Herz und Lunge durch die Herz-Lungen-Maschine. In dieser Phase vor dem Anschluss an die Herz-Lungen-Maschine reicht unter den o.g. Bedingungen der Blutfluss durch die verengte Koronararterie nicht mehr aus, so dass der betroffene Herzmuskel unterversorgt ist. Ebenso kann der akute Verschluss von Herzkranzarterien durch Auflagerung eines Blutgerinnsels auf die Gefäßverengung oder von Bypässen zum Herzinfarkt führen. Eine Unterstützung der Herzarbeit mit einer Ballonpumpe kann auch hier erforderlich werden.

Nachblutungen, die zur Ansammlung eines großen Blutergusses im Herzbeutel (*Perikarderguss*) führen, können das Herz komprimieren, so dass es nicht mehr ausreichend mit Blut gefüllt wird. Damit wird die Pumpfunktion des Herzens stark beeinträchtigt und der Kreislauf entsprechend instabil. Man spricht dann von einer *Herzbeuteltamponade*. Eine Notfalloperation mit Eröffnung des Brustkorbes zur Entlastung des Herzens ist in diesen Fällen unumgänglich.

Durch den operativen Eingriff an der Aortenklappe und der Aorta ascendens kann der Herzbeutel gereizt werden. In den ersten Tagen nach der Operation kann er sich deshalb entzünden (*Perikarditis*). Von der einfachen Perikarditis zu unterscheiden ist eine immunologische Herzbeutelentzündung – als eine Art allergische Reaktion –, das sogenannte *Dressler-Syndrom* oder *Postkardiotomie-Syndrom*. Dabei kommt es zu heftigen Herzschmerzen, die der Angina pectoris ähnlich sind, sich jedoch durch ihre Atemabhängigkeit von letzteren differenzieren lassen. Gleichzeitig findet sich auch eine Flüssigkeitssekretion in den Herzbeutel und die Lungenhöhlen. Entzündungshemmende Medikamente wie z. B. Kortison lindern die Schmerzen. Nach wenigen Tagen sind die Beschwerden wieder abgeklungen.

Natürlich können nach einer Aortenklappenoperation auch Herzrhythmusstörungen auftreten, deren Ursprung sowohl auf Vorhof- als auch auf Kammerebene liegen kann. Vor allem Rhythmusstörungen, die den Vorhof betreffen, sind keine Seltenheit: Das Herz schlägt mit einem sehr hohen, unregelmäßigen Puls bis zu 180-mal pro Minute (*Vorhofflimmern*). Diese Störungen lassen sich meist durch die Normalisierung des Mineralhaushaltes sowie durch die Gabe von Medikamenten regulieren. Dadurch schlägt das Herz langsamer und nach einiger Zeit, manchmal auch sofort, wieder regelmäßig. War der Herzrhythmus vor der Operation regelmäßig (*Sinusrhythmus*), lässt sich aber nach der Operation trotz der Behandlung mit Medikamenten nicht rhythmisieren, so kann ein kleiner, kontrollierter Stromstoß (*Kardioversion*) zum gewünschten Erfolg führen. Währenddessen bekommt der Patient ein Medikament, so dass er schläft und von dem Stromstoß nichts spürt. Diese Maßnahmen sind wichtig, denn das Herz arbeitet wesentlich effektiver, wenn es regelmäßig schlägt. Bestand bereits vor der Operation ein unregelmäßiger Herzrhythmus, so gelingt es nach der Operation kaum, einen regelmäßigen Herzschlag zu erzielen.

Manchmal kann es nach Aortenklappenoperationen vorkommen, dass das Herz zu langsam oder gar nicht mehr schlägt (*Asystolie*). Die herzeigenen elektrischen Signale zur Auslösung eines Herzschlages reichen nicht mehr aus. Je nachdem, wie ausgeprägt diese Herzrhythmusstörung ist, wird die Implantation eines dauerhaften Schrittmachers erforderlich.

Aufgrund verschiedener Ursachen kann der Nerv, der zum Zwerchfell zieht, Schaden nehmen. Das Zwerchfell steht dann hoch und kann sich nicht mehr zusammenziehen (*Zwerchfellhochstand*). Dadurch kann die Entfaltung der Lunge beeinflusst und das Luftholen unter Belastung beeinträchtigt werden. In aller Regel wird ein einseitiger Zwerchfellhochstand jedoch gut toleriert.

Im Bereich des Aortenbogens laufen Nerven, die bei einer Schädigung im Rahmen der Operation zur Heiserkeit führen können.

Bei Operationen der Bauchaorta im Bereich der Aufteilung in die Beckengefäße kann es durch die Beeinträchtigung eines Nervengeflechts bei Männern zur Impotenz kommen.

Bei Aortenoperationen, bei denen der Bauchraum eröffnet wird, können unterschiedliche Ursachen zum Darmverschluss führen. Allerdings kann ein Darmverschluss auch bei Operationen vorkommen, bei denen der Bauchraum nicht eröffnet wird. Meistens liegen dann durch vorhergegangene Bauchoperationen Verwachsungen oder Durchblutungsstörungen des Darms vor, die einen Darmverschluss begünstigen. Lässt sich ein Darmverschluss nicht durch abführende Maßnahmen beseitigen, dann ist eine Operation erforderlich.

Im Bereich der Operationsnarben kann es z. B. bei schwachem Gewebe zu Narbenbrüchen kommen, die dann je nach ihrem Ausmaß und den Beschwerden des Patienten gelegentlich eine operative Korrektur erfordern.

Einige Zeit bis zu Jahren nach einer Aortenoperation kann sich in seltenen Fällen ein Aneurysma im Bereich der Nahtverbindung zwischen der Aorta und der Prothese bilden. Man bezeichnet dies als Anastomosenaneurysma, das eine Zweitoperation erforderlich machen kann. Besonders Erkrankungen mit einer generell geschwächten Aortenwand neigen zu diesen Anastomosenaneurysmen.

Die Empfehlung des Arztes zur Operation geschieht in Abwägung der Risikofaktoren zugunsten der verlängerten Lebensdauer.

Was ist das Marfan-Syndrom?

Beim Marfan-Syndrom handelt es um erblich bedingte Veränderungen des Bindegewebes, die vor allem das Herz-Kreislauf-System, die Augen und das Skelett betreffen. Von etwa 10 000 Menschen leidet einer an dem Marfan-Syndrom.

Bereits 1886 berichtete Professor Marfan, ein französischer Kinderarzt, von einer Skelettveränderung bei einem 5 Jahre alten Mädchen. Sechs Jahre später wurde diese Knochenverformung als „Archnodaktylie" (Spinnenfingrigkeit) bezeichnet. 1943 erkannte man erstmals der Zusammenhang von Aortenaneurysmen und der Archnodaktylie. 1991 wurde das für das Marfan-Syndrom verantwortliche Gen entdeckt.

Das Bindegewebe dient der Umhüllung, der Unterteilung sowie der Unterstützung von Gefäßen und Organen, ihrer Einbettung in die Umgebung und der Zuleitung von Nerven und Blutgefäßen. Das Marfan-Syndrom wird durch ein defektes Bindegewebseiweiß, das *Fibrillin*, verursacht. Es reicht dabei, wenn nur ein kleiner Anteil des Fibrillins fehlerhaft ist. Bei manchen Patienten tritt das Marfan-Syndrom auf, ohne dass es andere am Marfan-Syndrom leidende Familienmitglieder gibt. In diesen Fällen spricht man von einer Mutation, d. h. dass es hier ganz früh in der Entwicklung dieses Menschen, noch im Mutterleib der Mutter, Erbgutveränderungen gab, die das Marfan-Syndrom ausgelöst haben.

Trägt bereits ein Elternteil das Marfan-Gen, so ist die Wahrscheinlichkeit 50%, dieses an die Kinder zu vererben. Wie gefährlich das Nichtbehandeln des Marfan-Syndroms ist, macht die Todesursachenstatistik deutlich. So kommt es in diesen Fällen im Erwachsenenalter bei 64% zu einer Aortenruptur oder -dissektion, 17% sterben infolge eines Herzversagens, 13% durch einen plötzlichen Herztod und 5% durch einen Herzinfarkt. Die Aortenruptur oder -dissektion betrifft dabei überwiegend die Aorta ascendens. Somit ist es entscheidend, durch eine rechtzeitige Operation diese lebensbedrohlichen Komplikationen der Aortenerkrankung zu vermeiden. Dank einer angepassten Lebensweise und guter ärztlicher Betreuung haben Marfan-Patienten heutzutage eine fast normale Lebenserwartung, obwohl die Erkrankung bis heute noch nicht vollständig heilbar ist.

Außer der Aortenwand sind auch die Herzklappen von der Erkrankung betroffen, wobei es im Erwachsenenalter zur Verschlussundichtigkeit der Aortenklappe, der Mitralklappe und der Trikuspidalklappe kommen kann. Weitere Merkmale für ein Marfan-Syndrom sind überlange Gliedmaßen und große Körpergröße, Kurzsichtigkeit, Verlagerung der Augenlinse, Abhebungen der Netzhaut, die zur Erblindung führen können, überdehnbare Gelenke, schmaler Kiefer mit schiefstehenden Zähnen, Wirbelsäulenkrümmung (Skoliose) und Brustkorbverformungen im Sinne einer Trichter- oder Kielbrust. Bei der Trichterbrust ist das Brustbein nach innen gewölbt. Teilweise kann es sogar vorkommen, dass das Brustbein die Wirbelsäule berührt. Im Gegensatz dazu steht die Kielbrust, bei der das Brustbein wie der Kiel eines Bootes nach außen gewölbt ist. Zur Diagnosestellung des Marfan-Syndroms wurde 1996 ein eigens dafür entwickelter Bogen nach der Gent-Nosologie erstellt, der definiert, welche Merkmale vorliegen müssen, damit die Bedingungen für die Diagnose Marfan-Syndrom erfüllt sind.

Eine Endokarditis-Prophylaxe (siehe S. 144) ist bei Marfan-Patienten generell zu empfehlen.

Wie darf sich ein Marfan-Patient im Alltagsleben belasten?

Gegen Hausarbeit, Bürotätigkeiten, Treppensteigen, Einkaufen, Fahrradfahren sowie leichte Gartenarbeit ist nichts einzuwenden. Marfan-Patienten sollten keine Berufe ausüben, die eine große körperliche Belastung erfordern, wie z. B. das Heben schwerer Lasten sowie schwere Arbeiten im Garten oder am Bau. Ihr Arzt hilft Ihnen auch bei der Wahl eines für Sie geeigneten Berufs.

Zur Stärkung der Muskulatur ist Sport sogar empfehlenswert. Dadurch wird der fehlenden Gelenkführung durch die lockeren Bänder entgegengewirkt, so dass die Gelenke stabilisiert werden. Bei der Auswahl der Sportart sollte auf deren Auswirkung auf das Herz-Kreislauf-System sowie auf eine Schonung der Gelenke und Wirbelsäule geachtet werden. Es ist sehr wichtig mit Ihrem Arzt die von Ihnen geplante sportliche Aktivität zu besprechen, damit diese für Sie sicher ist. Ebenso sollten Sie die Belastung während des Sports überprüfen können, damit Sie sich auch während der Ausübung der Sportart auf der sicheren Seite befinden. Kontaktsportarten sind wegen des erhöhten Risikos der Verletzung z. B. der Augen zu vermeiden. Empfehlenswert sind z. B. sportliche Belastungen mit einem mäßigen Blutdruck- und Pulsanstieg wie Schwimmen, Radfahren oder Langlauf. Vermieden werden sollten auch Krafttraining, Bodybuilding, Kampf- und Mannschaftssportarten.

Jede Aktivität kann natürlich in unterschiedlichen Belastungsstufen ausgeübt werden. Sie sollten darauf achten, dass Ihre gewählte Belastungsstufe für Sie geeignet ist.

Die Einnahme von gewissen Medikamenten, Betablockern, hat bei Kindern und Jugendlichen eine günstige Wirkung. Diese Medikamentengruppe senkt nicht nur den Blutdruck, sondern erniedrigt auch die Pumpkraft des Herzens. Dadurch wird der Aneurysmabildung entgegengewirkt. Auch Erwachsene Patienten mit einer Aortenoperation sollten diesen medikamentösen Schutz erhalten.

Wenn Sie mehr über das Marfan-Syndrom erfahren möchten, dann können Sie sich an die Marfan-Hilfe (Deutschland) e.V. wenden, Auestraße 15, 23701 Eutin-Fissau, Tel.: 0700 22 33 40 00, E-Mail: kontakt@marfan.de

■ Was ist das Ehlers-Danlos-Syndrom?

Beim Ehlers-Danlos-Syndrom handelt es sich um eine Gruppe von seltenen vererblichen Bindegewebsstörungen, die in sechs Haupttypen unterteilt werden:
1. der klassische Typ,
2. der überbewegliche (hypermobiler) Typ,
3. der Gefäßtyp (vaskuläre Typ),
4. der kyphoskoliotische Typ (Kyphoskoliose = Buckelbildung bei gleichzeitiger seitlicher Verkrümmung der Wirbelsäule),
5. der Arthrochalasie-Typ (arthro = das Gelenk bzw. die Gelenke betreffend, Chalasie = Nachlassen) und
6. der Dermatosparaxis-Typ (dermato = die Haut betreffend).

Grundlage für die Einteilung in die unterschiedlichen Typen ist die Ausbildung der Körpermerkmale und der Beschwerden. Das Ehlers-Danlos-Syndrom tritt mit einer Häufigkeit von 1 zu 5000 bis zu 10 000 auf.

Die Ursache der Bindegewebsstörung stellt hier fehlerhaft gebildetes *Kollagen* dar. Kollagen ist ein Gerüsteiweiß des Körpers, das außer im Bindegewebe z.B. noch in Sehnen, Knochen, Bändern oder Knorpel vorkommt. Dabei verleiht das Kollagen dem Bindegewebe eine gewisse Stärke und Elastizität. Die Beschwerden der Bindegewebsstörung, die durch das fehlerhaft aufgebaute Kollagen verursacht werden, sind mannigfaltig und äußern sich in überdehnbarer, leicht verletzlicher Haut und Überbeweglichkeit der Gelenke bis hin zum Reißen der inneren Organe und Gefäße. Letzteres ist dabei typisch für den Gefäßtyp. Bei jedem der Haupttypen findet sich jedoch die Überbeweglichkeit der Gelenke sowie die Überdehnbarkeit der Haut in unterschiedlicher Ausprägung.

Die Diagnose des Ehlers-Danlos-Syndrom basiert auf den Körpermerkmalen und der Familiengeschichte. Da sich nicht alle Patienten eindeutig einem der Haupttypen zuordnen lassen, kann es vorkommen, das die Diagnose verspätet ober gar nicht gestellt wird. Beim Gefäßtyp kann z.B. eine kleine entnommene Hautprobe (*Hautbiopsie*) Gewissheit verschaffen.

Da für die Aortenchirurgie der Gefäßtyp entscheidend ist, wollen wir auf diesen etwas ausführlicher eingehen. Es handelt sich dabei im Allgemeinen um die Form des Ehler-Danlos-Syndroms, die aufgrund der möglichen Gefahr der Ruptur von Schlagadern oder Organen am gefährlichsten ist. Die Ruptur der Gefäße geschieht am häufigsten in der 3. oder 4. Lebensdekade. Vor allem über dem Brustkorb und dem Bauch ist die Haut dünn und die Gefäße schimmern durch die Haut. Manche der Patienten haben große Augen, eine dünne Nase, einen kurzen Körperbau und dünnes Kopfhaar. Aufgrund des reduzierten Unterhautgewebes, besonders im Bereich des Gesichts, können schon kleinste Verletzungen zu ausgedehnter Bildung von blauen Flecken (*Hämatome*) führen. Nach chirurgischen Eingriffen kann es sein, dass die Wunde nicht gut zusammenwächst und eine sogenannte Wunddehiszenz auftritt. In der Schwangerschaft kann es zum Reißen der Gebärmutter während der Geburt sowie zu Blutungen vor und nach der Geburt kommen.

Die Prognose des Ehlers-Danlos-Syndroms ist von der Zugehörigkeit zu den Haupttypen abhängig. Die Lebenserwartung der Patienten vom Gefäßtyp ist durch die mögliche Gefahr der Ruptur von Gefäßen oder Organen verkürzt. Die Mehrzahl der Gefäßtyppatienten lebt nur bis in die Vierziger. Die Lebenserwartung der anderen Typen ist normal.

■ Was ist das Leriche-Syndrom?

Eine Besonderheit stellt das Leriche-Syndrom dar. 1923 wurde von Leriche das nach ihm genannte Leriche-Syndrom beschrieben, bei dem das Endstück der Bauchaorta im Bereich der Aufteilung in die Beckengefäße durch ein Blutgerinnsel verstopft ist. Wird durch das Blutgerinnsel die Durchblutung stark eingeschränkt oder völlig unterbrochen, so ist dies eine Notfallsituation. Sie erfordert eine sofortige Operation, bei der das verschlossene Stück der Bauchaorta und die Verzweigung in die Beckengefäße durch eine Y-Prothese ersetzt wird.

Postoperativer permanenter Schrittmacher?

Bei Aortenklappenoperationen kann es vorkommen, dass nach der Operation der Herzschlag zu langsam ist oder die elektrischen Signale, die zur Kontraktion des Herzens führen, nicht vom Vorhof auf die Hauptkammern des Herzens übergeleitet werden. Man spricht dann von einem atrioventrikulären Block, abgekürzt AV-Block. Je nachdem, wie ausgeprägt diese Blockierung ist, wird die Implantation eines dauerhaften Schrittmachers erforderlich.

Dazu erfolgt normalerweise in örtlicher Betäubung einige Zentimeter unterhalb des rechten Schlüsselbeins (zwischen dem äußeren und mittleren Drittel des Schlüsselbeins) ein Hautschnitt von etwa 4 cm Länge. In Ausnahmefällen, z. B. bei Jägern wegen des Gewehranlegens, wird die Implantation des Schrittmachers linksseitig durchgeführt. Von dem Hautschnitt ausgehend wird zwischen dem Unterhautgewebe und der darunter liegenden Muskelschicht die Schrittmachertasche für das Schrittmachergehäuse (*Aggregat*) gefertigt. Nun wird die Schlüsselbeinvene mit einer Kanüle angestochen (*punktiert*). Über diese Kanüle wird ein Draht bis zum Herzen vorgeschoben und die Kanüle anschließend entfernt. Mittels Röntgen wird die Lage des Drahts kontrolliert. Über diesen Draht wird nach Dehnung des Gewebes durch einen Dilatator eine Kunststoffhülse (*Schleuse*) in die Schlüsselbeinvene eingeführt. Der Draht wird danach entfernt. Diese Kunststoffhülse hat einen Innendurchmesser, der so groß ist, dass die Schrittmachersonde, deren Ende im Herzen verankert werden soll, problemlos durchgeschoben werden kann. Unter Röntgenkontrolle platziert der Operateur die Sonde. Liegt die Schrittmachersonde an einer guten Stelle im rechten Herzen, dann werden ihre Messwerte bestimmt. Sind sie in Ordnung, schließt man nach Entfernung der Schleuse das andere Ende der Sonde an das Schrittmachergehäuse an. Das Schrittmachergehäuse wird sodann in die Schrittmachertasche versenkt. Die Schrittmachertasche und der Hautschnitt werden zugenäht.

Wird nur eine Schrittmachersonde gelegt, spricht man von einem *Einkammersystem*. Dabei ist das Ende der Sonde im rechten Herzen entweder im Vorhof oder in der Hauptkammer. Werden nach dem

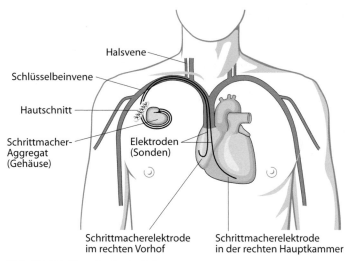

Schlüsselbeinvene

Halsvene

Hautschnitt

Schrittmacher-
Aggregat
(Gehäuse)

Elektroden
(Sonden)

Schrittmacherelektrode
im rechten Vorhof

Schrittmacherelektrode
in der rechten Hauptkammer

Abb. 33. Schrittmacherimplantation

o.g. Vorgehen entsprechend zwei Sonden gelegt, bezeichnet man dies als ein *Zweikammersystem*. Dabei liegt eine Sonde im rechten Vorhof und eine in der rechten Hauptkammer (Abb. 33).

Aortenoperation und Schwangerschaft?

Während der Schwangerschaft passt sich der Körper den neuen Anforderungen an. Durch Änderungen im Hormonhaushalt sowie durch die Mehrbelastung des Kreislaufs kann es zu Dissektionen kommen. Deswegen sollten Patientinnen, die an einer Erkrankung mit Dissektionsneigung leiden sowie Patientinnen, die bereits eine erweiterte Aorta haben, die Schwangerschaft unbedingt mit Ihrem Arzt planen. Ist die Erweiterung der Aorta schon so weit fortgeschritten, dass eine Operation angezeigt ist, dann sollte der Aortenersatz vor Schwangerschaftsbeginn erfolgen, um die Patientin während der Schwangerschaft nicht dem Risiko einer Dissektion oder einer Ruptur auszusetzen. Dies gilt auch, wenn außer der Erkrankung der Aorta zusätzlich die Funktion der Aortenklappe gestört ist, da sich die kranke Herzklappe während der Schwangerschaft nicht an die Mehrbelastung anpassen kann. Kommt es dennoch bei diesen Patientinnen vor der Operation zu einer Schwangerschaft, sind regelmäßige ärztliche Kontrolluntersuchungen sowie die drastische Senkung eines erhöhten Blutdrucks notwendig. Wenn keine zwingenden Gründe vorliegen, wie z. B. eine notfallmäßige Operation oder eine rupturgefährdete Aorta, wird während der Schwangerschaft eine Operation vermieden.

Meistens stellt eine natürliche Geburt für diese Patientinnen eine lebensbedrohliche Gefahr dar, da es im Rahmen der Wehen zu enormen Blutdruckanstiegen kommen kann, die eine Ruptur oder Dissektion der erkrankten Aorta auslösen könnten. Auch nach Aortenoperationen ist es übrigens wichtig, den Blutdruck im Normbereich zu halten, damit die Anastomosen zwischen der Aorta und der Rohrprothese nicht zu stark belastet werden.

Ein Kaiserschnitt ist in diesen Fällen einer natürlichen Geburt vorzuziehen, da sich dabei der Blutdruck wesentlich besser kontrollieren lässt.

In besonderen Fällen kann auch direkt nach dem Kaiserschnitt die Aortenoperation mit oder ohne zusätzlicher Aortenklappenoperation durchgeführt werden.

Das korrekte Management für aortenkranke Frauen sollte also vor der Schwangerschaft beginnen. Gemeinsam mit der Patientin sollte besprochen werden, welches Vorgehen in ihrem Fall das Beste ist. Wird die Aortenoperation vor der Schwangerschaft in Kombination mit einer Aortenklappenoperation durchgeführt, so sollte sich die Patientin für eine biologische Herzklappe, einen Homograft oder eine Ross-Operation entscheiden, damit sie ihre Schwangerschaft, ihre eigene Gesundheit und die des ungeborenen Lebens nicht unnötig durch die Einnahme gerinnungshemmender Medikamente gefährdet, wie es bei Kunststoffklappen erforderlich wäre. Außerdem besteht bei Schwangeren eine erhöhte Gerinnungsfähigkeit des Blutes, die die Einstellung der Blutgerinnung nicht gerade erleichtert.

Bei Hochrisikoschwangerschaften sind engmaschige Untersuchungen nicht nur während der Schwangerschaft, sondern auch noch bis zu zwei Monaten nach der Geburt erforderlich.

■ Wie sind die Chancen einer wiederholten Operation?

Kommt es nicht zu einem operationsbedürftigen Anastomosen-aneurysma oder müssen nicht andere Bereiche der Aorta ersetzt werden, so ist die Notwendigkeit einer zweiten Operation eher gering. Natürlich ist das Risiko einer zweiten Operation naturgemäß höher als beim Ersteingriff. Es wird durch Verwachsungen beeinflusst, die sich nach der ersten Operation gebildet haben. Andererseits ist das Risiko einer Zweitoperation durch den Fortschritt der Medizin über die Jahre deutlich gesunken. Von entscheidender Bedeutung für die Prognose thorakaler Aortenerkrankungen ist eine korrekte Blutdruckeinstellung.

■ Wann können mich die Angehörigen nach der Operation besuchen?

Am Operationstag wird lediglich den engsten Angehörigen ein kurzer Besuch auf der Intensivstation gestattet. Am ersten oder zweiten Tag nach der Operation erfolgt in der Regel die Verlegung auf die Intermediärstation (das ist eine Station, bei der die Patienten nicht mehr so intensiv wie auf der Intensivstation, aber doch noch mehr als auf der Normalstation überwacht werden) oder die Normalstation. Ihre Angehörigen können Sie dann entsprechend Ihren Wünschen besuchen kommen.

■ Wie gestaltet sich der weitere Verlauf im Herzzentrum?

Für Aortenoperationen in Kombination mit Aortenklappenoperationen ist die Überwachung der Patienten nach der Operation sehr wichtig. Da es in den ersten Tagen nach der Operation zu Rhythmusstörungen kommen kann, wird Ihr EKG ständig auf dem Monitor aufgezeichnet. Dazu dienen Kabel auf Ihrer Brust. Außerdem wird der Blutdruck regelmäßig kontrolliert. Über eine

Sauerstoffbrille erhalten Sie, falls erforderlich, Sauerstoff. Die Versorgung des Blutes mit Sauerstoff wird mittels eines Finger- oder Ohrklipps bestimmt.

Wenn die Schläuche zur Ableitung von Wundflüssigkeit (*Wunddrainagen*) keine Wundflüssigkeit mehr fördern, sind sie spätestens bis zum zweiten oder dritten Tag nach der Operation gezogen.

In den ersten Tagen nach der Operation muss sich Ihr Flüssigkeitshaushalt erst wieder normalisieren. Wurde die Operation mit der Herz-Lungen-Maschine durchgeführt, so kommt es durch den Kontakt des Blutes mit deren Fremdoberflächen zur Aktivierung entzündungsfördernder Substanzen. Letztere können zu einer erhöhten Wasserdurchlässigkeit der Gefäßmembranen führen. Dies verursacht eine erhöhte Wasserablagerung in den Körpergeweben, z. B. in den Händen. Die Hände sind geschwollen. Wasserausschwemmende Medikamente sorgen dafür, dass die überschüssige Flüssigkeit wieder ausgeschieden wird. Zu diesem Zweck ist es wichtig, dem Pflegepersonal mitzuteilen, wieviel Sie über den Tag trinken und, falls eine Beschränkung der Trinkmenge vorgegeben ist, diese gewissenhaft einzuhalten. Tägliches Wiegen ist die beste Kontrolle über die Regulierung des Flüssigkeitshaushaltes.

Wird z. B. bei der Aortenoperation der Bauchraum eröffnet, kann Flüssigkeit aus den Blutgefäßen in den Bereich des Bauchraums umgelagert werden und dadurch einen relativen Flüssigkeitsverlust auslösen. Eine vermehrte Flüssigkeitsgabe gleicht diesen Flüssigkeitsverlust wieder aus. Nach ein bis drei Tagen hat sich dieser Zustand in der Regel wieder normalisiert und es kommt zu einer Rückverlagerung der Flüssigkeit in die Blutgefäße. Dann ist der Zeitpunkt gekommen, die vorher zum Ausgleich des Flüssigkeitshaushalts gegebene Flüssigkeitsmenge durch wasserausschwemmende Medikamente dem Körper wieder zu entziehen.

Des Weiteren ist es wichtig, dass bei Aortenoperationen, bei denen der Bauchraum eröffnet wurde, sich die Darmtätigkeit wieder normalisiert. Durch die Operation und die Narkose wird die Darmfunktion beeinträchtigt. Damit dies nicht zum Darmverschluss führt, bleiben Sie nach der Operation solange nüchtern, bis der erste Stuhlgang abgeführt ist. Ernährung und Flüssigkeitszufuhr erfolgen in dieser Zeit über einen Katheter, der Ihnen bereits zur Operation über eine der großen Halsvenen gelegt wurde und dessen Ende im Vorhof des rechten Herzens liegt. Die Anregung der Darmtätigkeit kann durch abführende Zäpfchen, Einläufe oder abführende Medikamente unterstützt werden. Spricht nichts dagegen, dann ist auch einmal das schluckweise Trinken einer geringen Menge Tee erlaubt. Nach dem ersten Stuhlgang folgt dann der schrittweise Kostaufbau.

Leiden Sie an zu hohem Blutzucker und spritzen sich zu Hause das blutzuckersenkende Medikament selbst, wird in den ersten Tagen nach der Operation die Blutzuckertherapie von uns übernommen. Sobald sich der – in aller Regel durch den Stress der Operation beeinträchtigte – Blutzuckerhaushalt wieder normalisiert hat, können Sie die Blutzuckereinstellung nach Rücksprache mit den Ärzten und dem Pflegepersonal wieder selbst übernehmen. Meistens benötigen auch Patienten, die ihren Blutzucker sonst mit Diät und Medikamenten gut eingestellt haben, in den ersten Tagen nach der Operation Insulinspritzen zum Senken des Blutzuckers.

Die stufenweise fortschreitende Bewegungstherapie (*Mobilisation*) nach der Operation spielt eine bedeutende Rolle. Bereits am ersten Tag nach Ihrer Operation stehen Sie unter Anleitung auf, und spätestens am zweiten Tag laufen Sie. Durch die Bewegung atmen Sie tief ein, die Lunge entfaltet sich. Das ist die beste Maßnahme, um Lungenentzündungen, die in nicht entfalteten Lungengebieten entstehen, zu vermeiden. Die Krankengymnasten führen mehrmals am Tag unterschiedliche Atemübungen mit Ihnen durch, die alle dazu dienen, die Sauerstoffversorgung des Blutes und die Entfaltung der Lunge zu fördern.

Viele Patienten fühlen sich am ersten Tag nach der Operation sehr gut. Eher berichten sie erst am zweiten, dritten Tag von einem „Durchhänger". Das braucht Sie nicht zu beunruhigen, denn durch die Operation und die Narkose ist Ihr ganzer Körper stark beansprucht worden. Nach ein bis zwei weiteren Tagen der Erholung sind Sie normalerweise wieder fit.

Um einer Gerinnselbildung in den tiefen Beinvenen (*tiefe Beinvenenthrombose*) vorzubeugen, tragen Sie nach der Operation Kompressionsstrümpfe. Manchmal sind die Beine nach der Operation durch Wasserauslagerungen (*Ödeme*) noch etwas geschwollen. Der Druck durch die Kompressionsstrümpfe wirkt dem entgegen. Unterstützend können Sie, wann immer sich die Gelegenheit bietet, die Beine hochlegen. Auch Laufen fördert durch die Kontraktion der Beinmuskulatur (*Muskelpumpe*) den Abfluss des Blutes über die tiefen Venen.

Muss ich nach der Operation weiterhin Medikamente einnehmen?

Diese Frage wird oft gestellt. Grunderkrankungen wie z. B. Bluthochdruck, erhöhte Blutzuckerwerte oder zu hohe Blutfettwerte werden durch die Operation nicht beeinflusst. Deswegen sind die Medikamente zur Behandlung von Begleiterkrankungen auch nach der Operation erforderlich. Gerade bei Aortenoperationen ist es wichtig, den Blutdruck auch nach der Operation im Normbereich zu halten. Dazu eignen sich insbesondere Betablocker, die nicht nur den Blutdruck senken, sondern auch die Pumpkraft des Herzens erniedrigen, um dadurch z. B. zu verhindern, dass im Bereich der Nahtverbindungen zwischen der Prothese und der Aorta oder andernorts im Verlauf der wanderkrankten, nichtoperierten Aorta neue Aneurysmen oder Dissektionen entstehen.

Wurde bei Ihnen außer der Aortenoperation auch die Aortenklappe ersetzt, dann ist die erforderliche Medikamenteneinnahme unterschiedlich je nachdem, für welche Klappe Sie sich entschieden haben: Bei gerüstlosen biologischen Herzklappen oder einem Homograft brauchen Sie das blutverdünnende Medikament Marcumar nicht einzunehmen, das Gleiche trifft in aller Regel auch für reparierte Aortenklappen (Aortenklappenrekonstruktionen) zu; bei biologischen Herzklappen mit einem Gerüst brauchen sie Marcumar für die Zeitdauer von drei Monaten und bei mechanischen Herzklappenprothesen (Kunststoffklappen) für den Rest Ihres Lebens.

Auch Rhythmusstörungen des Herzens können die Einnahme von Marcumar notwendig machen.

■ Ein Leben mit Marcumar

Unser Blutgerinnungssystem hat die wichtige Aufgabe, bei kleinen Verletzungen die Blutung schnell zu stillen, um größere Blutverluste zu vermeiden. Normalerweise wird die Blutgerinnung nur bei Verletzungen aktiviert. Bei manchen Erkrankungen können sich jedoch auch ohne eine vorhergegangene Verletzung in den Blutgefäßen oder im Herzen Blutgerinnsel (*Thromben*) bilden. Diese Gerinnsel sind gefährlich. Werden sie als Emboli mit dem Blutstrom weggeschwemmt, können sie zu einem bedrohlichen Gefäßverschluss führen.

Die Einnahme von gerinnungshemmenden Medikamenten (Antikoagulantien) ist daher bei künstlichen Herzklappen, angeborenen oder erworbenen Gerinnungsstörungen, wiederholter Blutgerinnselbildung in den tiefen Beinvenen (Beinvenenthrombose) oder Verschleppung von Blutgerinnseln in die Lungenschlagadern (Lungenembolien) sowie bei schweren Herzrhythmusstörungen, z. B. Vorhofflimmern, indiziert.

Das Marcumar verzögert die Blutgerinnung, hebt sie in aller Regel jedoch nie ganz auf. Die Dosierung von Marcumar bestimmt darüber, wie stark oder schwach die Hemmung der Blutgerinnung ist. Daher ist verständlich, dass regelmäßige Blutkontrollen zur Überwachung des Blutgerinnungswertes unabdingbar sind. Wichtig ist auch die regelmäßige Einnahme der Tabletten, um große Schwankungen der Blutgerinnungshemmung zu verhindern. Es empfiehlt sich, das Marcumar abends vor dem Zubettgehen einzunehmen. Falls Sie die Einnahme an einem Abend vergessen haben, so erhöhen Sie auf keinen Fall am nächsten Abend die Dosis auf das Doppelte, denn das könnte zu schwerwiegenden Blutungskomplikationen führen. Fragen Sie Ihren Arzt, er wird Ihnen sagen, wie Sie sich verhalten sollen.

■ **Wie verhalte ich mich bei Verletzungen?** Wenn Sie Marcumar einnehmen, bluten kleine und alltägliche Verletzungen meistens etwas länger als normal. Das ist jedoch kein Grund zur Beunruhigung. Da die Blutgerinnung bei guter Einstellung nicht völlig aufgehoben ist, dauert es nur etwas länger, bis sich ein Blutgerinnsel zur Abdichtung der Blutungsquelle bildet. So kann auch Zahnfleischbluten nach kräftigem Zähneputzen etwas länger und stärker anhalten; wenn man sich stößt, bekommt man eher blaue Flecken, und bei Frauen kann die Regelblutung verstärkt sein. Unter der Marcumar-Therapie ist das normal, und es besteht kein Anlass zur Sorge.

Bei folgenden Beschwerden müssen Sie jedoch unverzüglich Ihren Arzt aufsuchen und, falls dieser nicht erreichbar ist, das nächste Krankenhaus:
– stärkere Blutungen,
– intensive Blutungen aus Nase und Mund,
– rötliche bis schwärzliche Verfärbung des Urins,
– pechschwarze Verfärbung des Stuhlgangs (Teerstuhl),
– Bluterbrechen oder Bluthusten,
– Sehstörungen, Sprachstörungen,
– Gefühlsstörungen oder Lähmungserscheinungen der Arme oder Beine.

Die Ursache dieser Blutungen ist meist eine Überdosierung von Marcumar und damit die Hemmung der Blutgerinnung über das Maß hinaus.

■ **Wie wirkt Marcumar?** Die hemmende Wirkung von Marcumar auf die Blutverdünnung geschieht durch die Verdrängung des Vitamins K in der Leber. Man bezeichnet das Marcumar daher auch als Vitamin-K-Antagonist.

■ **Ist die Wirkung von Marcumar beeinflussbar?** Essen Sie vermehrt Vitamin-K-reiche Lebensmittel, so wird dadurch die Wirkung von Marcumar abgeschwächt. Das Vitamin K ist ein natürlicher Gegenspieler von Marcumar. Vitamin-K-reiche Lebensmittel sollten deshalb nur in kleinen Mengen verzehrt werden. Der Vitamin-K-Gehalt von Lebensmitteln wird als hoch bezeichnet, wenn er über 0,1 mg/100 g Lebensmittel liegt, der mittlere Bereich liegt bei 0,01–0,1 mg/100 g Lebensmittel, und von einem niedrigen Vitamin-K-Gehalt spricht man bei Werten unter 0,01/100 g Lebensmittel.

Einen hohen Vitamin-K-Gehalt besitzen Gemüse wie z. B. Sauerkraut, Spinat, Blumenkohl, Rosenkohl, Rotkohl, Weißkohl, Broccoli und Kopfsalat, sowie alle Innereien, vor allem die Leber vom

Kalb, Rind und Huhn, Schweinefleisch, fettes Rindfleisch, Hammel und Lamm. Einen mittleren Vitamin-K-Gehalt findet man bei Kartoffeln, Weizen- und Vollkornprodukten, Bohnen, Erbsen und Erdbeeren. Niedrig ist der Vitamin-K-Gehalt bei Tomaten, Honig, Haferkorn, Vollei und bei der Kuhmilch.

Vor diesem Hintergrund wird verständlich, dass Vegetarier wahrscheinlich mehr Marcumar einnehmen müssen.

Zusätzlich können zahlreiche Erkrankungen und verschiedene Medikamente die Wirkung von Marcumar abschwächen oder verstärken. Informieren Sie sich vorher bei Ihrem Arzt, ob ein neues Medikament in Wechselwirkung mit dem Marcumar tritt.

■ **Wie verhält es sich mit Alkohol und Nikotin?** Alkohol in mäßigen Mengen beeinträchtigt die Hemmung der Blutgerinnung kaum. Darüber hinaus bewirken größere Alkoholmengen eine verstärkende Wirkung von Marcumar. Zusätzlich begeben Sie sich alkoholisiert in eine größere Verletzungsgefahr, die schwere Blutungen zur Folge haben könnte.

Das Rauchen erhöht die Blutgerinnung. Auch aus diesem Grunde sollten Sie auf Nikotin verzichten.

■ **Was sollte ich über die Gerinnungswerte wissen?** Die gerinnungshemmende Wirkung von Marcumar kann als Quick- oder INR-Wert bestimmt werden. Der *Quick-Wert* wird in Prozent angegeben. Bei einer normalen Gerinnungsfunktion beträgt er 100%, wobei Werte von 70–130% noch im Bereich der Toleranzspanne liegen, die als normale Gerinnung zählt. Da in den Labors zur Bestimmung des Quick-Werts unterschiedliche Reagenzien benutzt werden, sind die Quick-Werte verschiedener Labors nicht vergleichbar. Die Weltgesundheitsorganisation (WHO) hat deshalb nach einem Wert gesucht, der es erlaubt international Gerinnungswerte vergleichen zu können. So entstand der *„International Normalized Ratio"*, abgekürzt *INR*. Die gemessene Gerinnungszeit wird dabei in Verhältnis zur Gerinnungszeit eines Gesunden gesetzt (Gerinnungsrate). Beträgt die normale Gerinnungszeit 12 Sekunden und die des Patienten 24 Sekunden, so errechnet sich der INR-Wert, indem man den Wert des Patienten durch die normale Gerinnungszeit dividiert ($24:12=2$). Der INR-Wert ist in unserem Beispiel 2, das bedeutet, dass die Zeitspanne bis zur Bildung eines Blutgerinnsels verdoppelt ist. Ein INR-Wert von 1 entspricht demnach einer normalen Gerinnung. Den für Sie richtigen INR-Wert teilt Ihnen Ihr Arzt mit.

■ **Gibt es Möglichkeiten, die mich unabhängiger von den Gerinnungskontrollen des Blutes beim Arzt machen?** In der letzten Zeit nutzen immer mehr Patienten die Gerinnungsselbstkontrolle, um unabhängig von Laboruntersuchungen und Arztterminen leben zu können. Das erhöht die Lebensqualität und gibt Sicherheit. Die Gerinnungsselbstkontrolle kann mit der Blutzuckerselbstbestimmung bei Blutzuckerkranken verglichen werden: Sie schieben einen Teststreifen in das handliche Gerinnungsmessgerät ein. Mit einem einzigen Bluttropfen aus der Fingerkuppe, der auf den Teststreifen aufgetragen wird, zeigt Ihnen das Gerät nach etwa einer Minute das Ergebnis an. Die Gerinnungsselbstkontrolle erlaubt Ihnen, Ihren Gerinnungswert flexibel an jeweilige Situationen anzupassen. Das ist auch der Grund, warum die Werte von Patienten, die selbst Ihre Gerinnung überprüfen, häufiger, nämlich zu 80–90% in dem angestrebten Messwertbereich liegen; ansonsten wird dieser Bereich deutlich weniger, etwa zu 50–60%, erreicht. Je genauer der Gerinnungswert im angestrebten therapeutischen Bereich liegt, um so geringer ist die Gefahr von Komplikationen der Marcumar-Therapie: Bei unzureichender Hemmung der Gerinnung kommt es zur Gerinnselbildung mit den entsprechenden Folgen einer möglichen Embolie (Verschleppung der Gerinnsel in Körperblutgefäße), bei überschießender Gerinnungshemmung zu schwerwiegenden Blutungskomplikationen.

Der Gerinnungswert bei Patienten mit mechanischen Herzklappen der zweiten Generation sollte beim Aortenklappenersatz zwischen 2,5 und 3,0 INR liegen.

Bei zusätzlichen Risikofaktoren für eine Thromboembolie – zur Erinnerung: Sich bildende Blutgerinnsel gelangen vom Ort ihrer Entstehung mit dem Blutstrom in andere Schlagadern – muss der INR-Wert individuell angepasst werden.

Bei gerüsttragenden biologischen Herzklappenprothesen und einem regelmäßigen Herzschlag (Sinusrhythmus) ist eine Einnahme von Marcumar nur in den ersten drei Monaten nach der Operation erforderlich. Leiden Sie unter Vorhofflimmern und besitzen eine biologische Herzklappe, dann sollte Ihr INR-Wert bei einem Aortenklappenersatz zwischen 2,5 und 3,5 liegen.

Treten trotz ausreichender Gerinnungshemmung noch Thromboembolien auf, dann wird ein INR-Wert zwischen 3,0 und 4,5 in Kombination mit einer täglichen Einnahme von 100 mg Acetylsalicylsäure empfohlen.

Zur Zeit werden umfassende Studien durchgeführt mit dem Ziel zu testen, ob in Zukunft auch ein niedrigerer therapeutischer Bereich der INR-Werte angestrebt werden kann, ohne dass dabei vermehrt Komplikationen auftreten.

Bevor Sie mit der Gerinnungsselbstbestimmung zu Hause beginnen, werden Ihnen in einer Schulung die wesentlichen Zusammenhänge zwischen Blutgerinnung, Störungen in Folge von Erkrankungen und Ihrer Therapie mit dem Marcumar vermittelt. Dabei zeigt man Ihnen auch, wie Sie das Messen des INR-Werts korrekt handhaben. Anschließend bekommen Sie ein Schulungszertifikat, das zur Zeit die Voraussetzung für die Übernahme der Kosten durch die gesetzlichen Krankenkassen ist. Neben diesem Zertifikat benötigen Sie zusätzlich noch eine ärztliche Bescheinigung über die Notwendigkeit der langfristigen Gerinnungshemmung.

■ **Wie oft muss der Gerinnungswert bestimmt werden?** Am Anfang sind zunächst mehrere Kontrollen in kurzen Abständen nötig, bis der INR-Wert den Zielbereich erreicht hat. Ist der INR-Wert gut eingestellt, dann reicht bei Patienten, die den Gerinnungswert nicht selbst bestimmen, in der Regel die Blutuntersuchung beim Hausarzt in ein- bis zweiwöchentlichen Abständen.

Kontrollieren Sie Ihren Gerinnungswert selbst, dann geschieht dies in der ersten Zeit auch noch in Zusammenarbeit mit Ihrem Arzt. Dabei werden Sie sicher im Umgang mit der INR-Selbstbestimmung und der Marcumar-Dosierung. Hält sich Ihr INR-Wert im Zielbereich, dann reichen meistens eine bis zwei Messungen pro Woche. Sie sollten dennoch mit Ihrem Arzt in zeitlichen Abständen von drei bis sechs Monaten noch eine Laborkontrolle vereinbaren, die Ihnen eine zusätzliche Sicherheit gibt, dass die Messwerte, die Sie zu Hause ermitteln, auch korrekt sind.

Der Vorteil der Selbstbestimmung ist, dass Sie immer eine sofortige INR-Kontrolle durchführen können, falls es zu Abweichungen Ihrer sonstigen Lebensgewohnheiten kommt. Auf diese Veränderungen können Sie dann, wenn nötig, entsprechend mit einer Änderung der Marcumar-Dosierung reagieren.

Am besten ist es, wenn Sie mit Ihrem Arzt Ihren individuellen Rhythmus der jeweiligen Laborkontrollen festlegen.

■ **Reisen und Marcumar?** Wenn Sie eine Reise planen, dann sollten Sie diese mit Ihrer Hausärztin oder Ihrem Hausarzt besprechen. Wichtig ist, dass Sie eine ausreichende Menge Marcumar mitnehmen. Natürlich müssen Sie auch sicherstellen, dass Sie genügend Material für die Gerinnungsselbstkontrolle dabei haben. Bestimmen Sie Ihren Gerinnungswert nicht selbst, so sollte gewährleistet sein, dass Sie gute ärztliche Kontrollmöglichkeiten im jeweiligen Reiseland vorfinden. Generell ist es immer besser, Reiseländer mit gemäßigtem Klima und guter Versorgung für den Notfall zu bevorzugen. Sie sollten auch daran denken, dass ein anderes Klima und die fremde Küche ferner Länder ebenfalls zu Schwankungen der Gerinnung führen können.

Dann aber dürfte Ihrer Reise nichts mehr im Wege stehen.

■ **Operationen und Marcumar?** Falls bei Ihnen unter Marcumar-Therapie eine Operation erfolgen muss, so besprechen Sie das Vorgehen mit Ihrem Arzt. Manche kleinere Eingriffe können auch ohne eine Unterbrechung der Marcumar-Therapie durchgeführt werden. Handelt es sich um einen größeren Eingriff, dann werden Sie je nach Art der Operation schon einige Tage vor der Operation in das Krankenhaus aufgenommen, um Sie von Marcumar auf ein anderes gerinnungshemmendes Medikament, das Heparin, umzustellen.

Durch die Gabe von Vitamin K (Konakion) kann die Wirkung von Marcumar abgeschwächt werden. Bis das Vitamin-K als Gegenmittel wirkt, vergehen allerdings einige Stunden. Bei Patienten mit einer künstlichen Herzklappe sollte auf die Gabe von Vitamin K verzichtet werden, da hier die Gefahr einer erhöhten Blutgerinnselbildung an der Kunstklappe besteht.

Ist eine Blutung durch die Marcumar-Therapie so schwer, dass eine schnelle Normalisierung der Gerinnung erforderlich ist, oder muss eine Notfalloperation durchgeführt werden, können Gerinnungsfaktoren langsam über die Vene gespritzt werden.

Wenn Sie Marcumar einnehmen, dann dürfen Ihnen auch keine Spritzen in die Muskulatur gegeben werden, da es hier zu ausgedehnten Blutergüssen im Muskel kommen kann.

■ **Schwangerschaft und Marcumar?** Wenn es möglich ist, sollte eine Schwangerschaft unter Marcumar vermieden werden, da es durch Marcumar zu Fehlbildungen des Kindes, Blutungen und Totgeburten kommen kann. Auch in der Stillzeit ist es besser, wenn die Mutter kein Marcumar einnimmt, obwohl das Marcumar praktisch nicht in die Muttermilch gelangt.

Lesen Sie die Packungsbeilage des Ihnen verordneten gerinnungshemmenden Medikaments aufmerksam durch. Es ist darin noch einmal aufgelistet, was Sie beachten sollten und wie Sie sich z. B. bei einer Schwangerschaft und der Stillzeit verhalten sollen. Falls Sie unter einer Marcumar-Therapie schwanger werden sollten, suchen Sie bitte unverzüglich Ihren Arzt auf. Er wird mit Ihnen das weitere Vorgehen ausführlich besprechen.

■ **Sport und Marcumar?** Geeignete Sportarten sind Ausdauersportarten wie z. B. Fahrradfahren, Wandern, Joggen, Schwimmen, Skilanglauf oder Tanzen. Abzuraten ist vor Sportarten mit Kampfcharakter wie z. B. Boxen.

Vergessen Sie nicht: Wenn Sie noch offene Fragen haben, können Sie sich immer an Ihren behandelnden Arzt wenden. Er wird Ihnen sicher gerne mit Rat und Tat zur Seite stehen.

Damit der Arzt und Sie selbst eine gute Kontrolle über die Einstellung des Gerinnungswerts haben, wird Ihnen ein Marcumar-Ausweis ausgestellt, den Sie immer bei sich haben sollten. Dasselbe trifft auf das Marcumar-Notfallkärtchen zu, das Sie am besten bei Ihren Papieren aufbewahren, so dass z. B. bei einem Unfall der behandelnde Arzt gleich Bescheid weiß.

■ Endokarditisprophylaxe

Besonders lebenswichtig für Patienten mit Herzklappen ist die Endokarditisprophylaxe. Durch ärztliche oder zahnärztliche Eingriffe können Bakterien in die Blutbahn gelangen. Die Bakterien besiedeln bevorzugt erkrankte oder implantierte Herzklappen. Im

Rahmen dessen kann sich auch die Herzinnenhaut (*das Endo-kard*) entzünden. Man spricht dann von einer Endokarditis. Um solchen Entzündungen vorzubeugen, bekommen Menschen mit einem erhöhten Risiko einer Herzinnenhautentzündung bei kleineren Eingriffen oder Operationen davor und danach ein Antibiotikum. Bei längeren Eingriffen kann außerdem eine zusätzliche Gabe während der Operation erfolgen.

Auch Patienten mit einer implantierten Rohrprothese sollten eine Endokarditisprophylaxe erhalten, vor allem dann, wenn sie vorher schon einmal an einer Endokarditis erkrankt waren. Die Antibiotikagabe im Rahmen der ärztlichen Eingriffe soll hier verhindern, dass die Keime, die dabei in die Blutbahn eingeschleppt werden, zur Keimbesiedlung der Prothesen führen.

Warum eine Anschlussheilbehandlung?

Eine Anschlussheilbehandlung oder Rehabilitation hilft Ihnen, sich schnellstmöglich nach der Operation wieder wohlzufühlen und sich rasch wieder in Ihrem vertrauten Umfeld einzufinden.

Ob Sie die Rehabilitation direkt an den Aufenthalt in der Herzklinik anschließend oder vorher noch einige Tage in Ihrem Heimatkrankenhaus verbringen wollen, obliegt Ihrer Entscheidung. Eine Anschlussheilbehandlung steht Ihnen gesetzlich zu. Zunächst wird von den Kostenträgern der Rehabilitation ein Zeitraum von drei Wochen festgelegt, der dem Krankheitsbild entsprechend angepasst werden muss. Die Rehabilitationsklinik können Sie selbst bestimmen. Jedoch ist vorher sicherzustellen, dass der Rehabilitationsaufenthalt in der Klinik Ihrer Wahl von Ihrem Versicherungsträger übernommen wird. Bei Berufstätigen ist das die Rentenversicherung, bei Rentnern die Krankenversicherung.

Ihre Verlegung wird von Krankentransportunternehmen durchgeführt. Die gesamte Verlegung wird von der Herzklinik organisiert.

Das Team der weiterbehandelnden Klinik ist auf Ihre Ankunft vorbereitet und wird Sie fachkundig in den Wochen nach der Herzoperation betreuen.

In der Rehabilitation optimiert Ihr Ärzteteam Ihre individuelle Leistungsfähigkeit. Sie lernen auch, was Sie sich an körperlicher Belastung zumuten dürfen. Dabei werden auch Ihre Begleiterkrankungen berücksichtigt.

Die eigentlich wichtigste Aufgabe der Rehabilitation ist es, Sie wieder auf Ihr normales Leben vorzubereiten, so dass Ihnen der Schritt zurück in den Alltag problemlos gelingt.

Wie oft ist nach der Aortenoperation eine Nachuntersuchung erforderlich?

Wenn Sie nach der Rehabilitation wieder zu Hause sind, sollten Sie einen Termin mit Ihrem Arzt vereinbaren. Haben Sie außer der Aortenoperation auch eine neue Herzklappe bekommen, dann sollte im ersten Vierteljahr nach der Operation eine Untersuchung beim Kardiologen durchgeführt werden. Nach Aortenoperationen ist ein Kontroll-CT oder -MRT 3 bis 6 Monate nach der Operation empfehlenswert, je nach Befund sollte dies alle 6 bis 24 Monate wiederholt werden. Die Abstände des CT oder anderer Kontrolluntersuchungen, etwa einer Echokardiographie, sind natürlich auch von der Grunderkrankung des Patienten sowie seinen Begleiterkrankungen, z. B. einem schweren Bluthochdruck, abhängig.

Bei nichtoperierten Typ-B-Dissektionen sollte ebenfalls in regelmäßigen Abständen ein Verlaufs-CT oder -MRT durchgeführt werden, da bei Größenzunahme des Aortendurchmessers auch hier an eine operative Therapie gedacht werden muss.

Ihr Arzt wird Ihnen individuell die für Sie geeigneten Zeitabstände der Kontrolluntersuchungen mitteilen.

Es ist immer wieder erstaunlich, wenn man bei Vorträgen die Zuhörer/innen fragt, wer regelmäßig zu einem Gesundheits-Check zu seinem Hausarzt geht: Meistens ist dies weniger als die Hälfte der Zuhörerschaft; erkundigt man sich jedoch nach der regelmäßigen Inspektion des Autos, meldet sich die Mehrzahl der Anwesenden. Ist uns das Auto mehr wert als unsere eigene Gesundheit?

Macht man sich diesen Tatbestand bewusst, so wird es einem sicher nicht schwer fallen, die regelmäßigen Untersuchungen beim Arzt einzuhalten.

Wichtig ist auch, dass Sie beim Auftreten von neuen Beschwerden Ihren Arzt informieren.

Auch nach der Operation sollten Sie aufmerksam auf Ihr Herz achten. Treten nach der Herzklappenoperation die im Folgenden aufgelisteten Beschwerden auf, dann müssen Sie unverzüglich zum Hausarzt oder, wenn dieser nicht erreichbar ist, in das nächste Krankenhaus. Alarmzeichen liegen vor, wenn:

- Wenn nach der Implantation einer mechanischen Aortenklappenprothese ein Herzklappengeräusch auftritt, das leiser ist als Sie es sonst gewohnt sind,
- Sie körperlich weniger belastbar sind,
- Ihre Körpertemperatur erhöht ist,
- sich die Gerinnungswerte nicht im vereinbarten Zielbereich einstellen lassen,
- Sie an vermehrter Luftnot leiden,
- Ihr Herzschlag zu schnell ist oder ungewohnt unregelmäßig,
- sich Ihre Haut gelblich färbt (Gelbsucht),
- Ihr Teint blasser ist als sonst für Sie üblich,
- die Urinausscheidung deutlich nachlässt,
- Schwindel auftritt,
- es zu Störungen kommt, die das Sehvermögen, das Sprechen oder das Bewusstsein beeinflussen,
- Bewegungs- oder Gefühlsstörungen der Gliedmaßen auftreten,
- plötzlich auftretende Schmerzen sowie Blässe der Gliedmaßen auftreten,
- punktförmige Verfärbungen der Haut auftreten,
- ungewohnt starke Schmerzen im Brustkorb auftreten, die nicht auf den Wundschmerz zurückzuführen sind,
- ungewohnt starke Bauchschmerzen auftreten.

Sie werden schnell lernen, auf die Zeichen Ihres Körpers zu hören. Die meisten der o.g. Alarmzeichen treten eher selten auf. Sind Sie sich beim Auftreten von Veränderungen Ihres Wohlbefindens nicht sicher, so scheuen Sie sich nie, Ihren Arzt um Rat zu fragen.

Ist die implantierte Herzklappe bei einer Computertomographie oder einer Kernspintomographie gefährdet?

Bei der *Computertomographie (CT)* wird die betreffende Körperregion scheibchenweise geröntgt. Die Röntgenstrahlung der Computertomographie ist für die implantierten Herzklappen ungefährlich.

Die *Kernspintomographie (MRT)* verwendet als bildgebendes Verfahren Magnetfelder. Diese Magnetfelder können bestimmte Metalle erwärmen. Wenn Sie ein künstliches Gelenk oder andere Metallteile im Körper haben, weisen Sie Ihren Arzt vor einer solchen Untersuchung immer daraufhin. Träger von Herzschrittmachern dürfen nicht zur Kernspintomographie.

In der Regel werden heutzutage nur noch MRT-taugliche Herzklappen implantiert. Wenn Sie unsicher sind, können Sie sich vor der Untersuchung in der Herzklinik noch einmal informieren, ob es irgendwelche Einwände gegen die anstehende Untersuchung gibt. Vorsichtig sollten Sie jedoch bei älteren Herzklappentypen sein, vor allem wenn sie vor 1969 operiert worden sind. Diese älteren Modelle sind unter Umständen nicht MRT-tauglich!

Was muss ich im Leben nach einer Operation beachten?

Ziel der Operation ist es, die lebensbedrohlichen Komplikationen, d. h. eine Ruptur oder eine Dissektion der kranken Aortenwand zu vermeiden, um dadurch die Lebenserwartung zu verlängern. Bei zusätzlicher Aortenklappenoperation lässt sich auch Ihre Leistungsfähigkeit wieder verbessern, da nun das Herz durch das neue, intakte Ventil wieder effektiver arbeiten kann, was sich auch in einer Verbesserung der Lebensqualität äußert. Manchmal kann die ursprüngliche Leistungsfähigkeit nicht mehr erreicht werden. Das ist vor allem dann der Fall, wenn das Herz vor der Aortenklappenoperation durch die Klappenerkrankung unwiderruflich geschädigt worden ist. Hier war der Zeitpunkt der Operation viel zu spät. In der Phase nach der Operation sollten Sie sich nicht zu viel auf einmal vornehmen, denn der Abschluss der Heilungsprozesse und die Erholung des Körpers benötigen etwas Zeit und Geduld!

■ In der Anschlussheilbehandlung lernen Sie, sich stufenweise unter Kontrolle der Herz-Kreislauf-Funktion wieder zu belasten. Wichtig dabei ist, dass der Blutdruck nicht über den Normwert ansteigt, um z. B. die Anastomosen zwischen der Aorta und der Rohrprothese zu schonen oder die Aneurysmabildung in anderen kranken Wandbereichen der Aorta nicht zu fördern. Ihr **Bewegungstherapieprogramm** wird genau auf Sie zugeschnitten. Zu Hause stellt Ihr Hausarzt mit Ihnen ein Belastungsprogramm zusammen, so dass Sie wissen, welchen Belastungen Sie sich schon aussetzen können und welche Sie noch vermeiden sollten. Empfehlenswert sind sportliche Belastungen mit einem mäßigen Blutdruck- und Pulsanstieg wie Schwimmen, Radfahren oder Langlauf. Vermieden werden sollten Krafttraining, Bodybuilding, Kampf- und Mannschaftssportarten. Sie sollten die Belastung während des Sports überprüfen können, damit Sie sich auch bei der Ausübung der Sportart auf der sicheren Seite befinden.

Jede Aktivität kann natürlich in unterschiedlichen Belastungsstufen ausgeübt werden. Sie sollten darauf achten, dass Ihre gewählte Belastungsstufe für Sie geeignet ist. Dabei sollten Sie sich nur so weit beanspruchen, dass Sie sich ohne Probleme unterhalten können. Am besten lässt sich das richtige Maß der Anstrengung durch den Pulsschlag pro Minute (Herzfrequenz) kontrollieren. Die Herzfrequenz lässt sich durch das Zählen der Pulsschläge am Handgelenk oder mit modernen, unkomplizierten Herzfrequenzmessgeräten feststellen. Der Vorteil der Herzfrequenzmessgeräte liegt darin, dass sie während des Sports getragen werden können und eine ständige Überwachung Ihrer Herzfrequenz erlauben. Zusätzlich sollten Sie den Blutdruck während der sportlichen Aktivität überprüfen, damit er nicht über den Normwert ansteigt. Dazu eignen sich kleine handliche Blutdruckmessgeräte, die am Handgelenk den Blutdruck messen. Falls Ihr Blutdruck oder Ihre Herzfrequenz während des Sports zu sehr ansteigt, dann sollten Sie dies mit ihrem Arzt besprechen. Einerseits kann es sein, dass Sie sich beim Sport zu sehr belastet haben und das nächste Mal in einer geringeren Belastungsstufe trainieren sollten. Anderseits können bei angepasster Belastungsstufe mit Medikamenten der Blutdruck ebenso wie die Herzfrequenz besser eingestellt werden.

◼ Wurde bei Ihnen im Rahmen der Operation das Brustbein durchtrennt, dann sollten Sie in den ersten drei bis vier Monaten nach der Operation das **Brustbein nicht überbelasten**. In dieser Zeit verheilt der Knochen des Brustbeins. Da Sie aufgrund Ihrer Aortenerkrankung Krafttraining oder Tragen von schweren Einkaufstaschen sowieso meiden sollten, dürften keine Scherkräfte auf Ihr Brustbein entstehen, die dazu führen könnten, dass die Brustbeinhälften nicht stabil miteinander verwachsen. Kommt es dennoch zum Nichtverheilen der Brustbeinhälften, wird eine weitere Operation zur Stabilisierung des Brustbeins erforderlich.

◼ Wie alle **Operationsnarben** kann Ihre Narbe für eine gewisse Zeit nach der Operation noch überempfindlich oder gefühlsgemindert sein. Diese Beschwerden geben sich mit der Zeit.

Kommt es zum Austritt von Flüssigkeit, zur Ausbildung von Schwellungen oder Rötungen im Bereich der Narbe, dann sollten Sie unverzüglich einen Arzt aufsuchen.

Sehr selten können auch die Drähte, die die beiden Brustbeinhälften fixieren, Schmerzen verursachen. Diese Drähte werden zu gegebener Zeit meist in örtlicher Betäubung entfernt und bereiten Ihnen dann keine Beschwerden mehr.

◼ **Duschen** können Sie, sobald Ihre Operationswunden verheilt sind, in der Regel ist dies bereits sieben Tage nach der Operation möglich. Jedoch sollte längere Feuchtigkeit im Bereich der noch frischen Narbe vermieden werden.

◼ In den ersten Wochen nach der Operation fördert das Tragen von **Kompressionsstrümpfen** den Blutabfluss aus den Beinen. Dadurch wirken die Kompressionsstrümpfe der Bildung von Blutgerinnseln in den tiefen Beinvenen entgegen. Die Kompressionsstrümpfe verhindern außerdem das Anschwellen der Beine durch Wasserablagerungen (*Ödeme*).

◼ Wie verhält es sich mit **Alkohol**? Die Wirkung mancher Medikamente wird durch den gleichzeitigen Genuss von Alkohol verstärkt. Dies gilt insbesondere für Schlaf-, Schmerz-, Beruhigungs- und gerinnungshemmende Medikamente, wie z. B. das Marcumar.

Alkohol in Maßen jedoch, beispielsweise am Abend ein Glas Rotwein, schadet sicher nicht, sondern wirkt sich sogar günstig auf das Herz-Kreislauf-System aus. Allerdings führt übermäßiger Alkoholgenuss zum Gegenteil.

■ Generell stehen **Reisen** nichts entgegen. Besprechen Sie mit Ihrem Hausarzt die geplante Reise. Natürlich ist es risikoärmer, als Reiseziel Länder mit einer guten und schnellen medizinischen Versorgung zu wählen und nicht solche, in denen ärztliche Hilfe nicht überall und in ausreichendem Maß verfügbar ist. Heutzutage bieten Reiseveranstalter Gruppenreisen in Begleitung eines Arztes an, der bei Bedarf sofort medizinische Hilfe leisten kann. Wichtig ist, dass Sie für die Dauer der Reise die nötige Medikamentenmenge mitnehmen. Ein Schriftstück mit Ihren Diagnosen in der Landessprache Ihres Urlaubsziels oder in Englisch erleichtert gegebenenfalls die Verständigung und ermöglicht im Notfall eine schnellere Hilfe. Von Flügen in einem Flugzeug ohne Druckausgleich ist abzusehen.

■ Für die Wiedereingliederung in den Beruf spielen drei Gesichtspunkte eine Rolle:

1. Möchten Sie nach der Operation wieder in das Berufsleben eingegliedert werden? Sind Sie in einem Alter, das die Beantragung einer Frührente in Erwägung ziehen lässt oder sind Sie durch Ihre Erkrankung so eingeschränkt, dass Sie berufsunfähig sind?

2. Sie wussten bereits vor ihrer Berufswahl von ihrer Aortenerkrankung, so dass Sie bereits einen Beruf ausüben, der keine große körperliche Belastung erfordert. Entspricht dabei Ihre Leistungsfähigkeit nach der Operation den beruflichen Belastungen, so steht der beruflichen Eingliederung von ärztlicher Seite nichts entgegen.

3. Sie wissen erst seit kurzem von Ihrer Aortenerkrankung und üben einen Beruf mit schwerer körperlicher Belastung aus. Ihre Leistungsfähigkeit ist nach der Operation wieder hergestellt und Sie möchten wieder am Arbeitsprozess teilnehmen. Da Sie aufgrund Ihrer Aortenerkrankung nicht Ihrem früheren Beruf nachgehen können, sollten Sie auf einen für Sie geeigneten Beruf umschulen. Wenn Sie Fragen zu den für Sie geeigneten Berufen haben, dann sprechen Sie auch mit Ihrem Arzt darüber. Er berät Sie gerne.

■ Gönnen Sie sich nach der Operation, unabhängig davon, welcher Beschäftigung Sie gerade nachgehen, regelmäßig **Pausen und Erholung**. Überfordern Sie sich nicht!

■ Nach dem Ersatz der Aortenklappe im Rahmen der Aortenoperation ist die Leistungsfähigkeit des Herzens in aller Regel wieder hergestellt, so dass Sie sich **sexuelle Aktivitäten** wieder zutrauen können. Sind Sie in der Lage, ohne Beschwerden innerhalb von 10–15 Sekunden 14 Treppenstufen zu steigen, wobei sich der Pulsschlag auf 110–130 pro Minute erhöht, so brauchen Sie sich bezüglich Ihrer sexuellen Aktivität nicht mehr einzuschränken. Diese Belastung entspricht in etwa der beim Geschlechtsverkehr mit dem vertrauten Lebenspartner. Manche Medikamente, wie z. B. Betablocker oder einige Blutdrucksenker, wirken sich nachteilig auf die Potenz aus. Scheuen Sie sich nicht, Ihren Arzt auch bei Potenzproblemen um Hilfe zu fragen, ggf. lassen sich durch den Wechsel eines Ihrer Medikamente die Beschwerden beseitigen. Allerdings sind manchmal auch andere Ursachen für eine Potenzabnahme verantwortlich.

■ Es empfiehlt sich, mit dem **Autofahren** etwa zwei Monate nach der Operation zu pausieren. Um sich selbst und andere nicht zu gefährden, sollten Sie, bevor Sie sich wieder hinter das Steuer eines Autos setzen, mindestens zwei Stockwerke ohne größere Belastung und Anstrengung hinaufgehen können. Außerdem dürfen keine schweren Herzrhythmusstörungen vorliegen, die durch den unregelmäßigen Herzschlag den Kreislauf so beeinträchtigen, dass daraus größere Blutdruckschwankungen resultieren. Zusätzlich kann Ihre Reaktionsfähigkeit durch die Folgen der Operation sowie durch die Einnahme bestimmter Medikamente noch herabgesetzt sein. Zu Beginn sollten Sie lange und anstrengende Fahrten vermeiden.

■ Es ist empfehlenswert, mit dem ersten Saunabesuch nach der Operation mindestens sechs Wochen zu warten. Wenn Sie sich auf dem Fahrradergometer mit 50 Watt belasten können, steht dem Saunieren von Seiten des Herz-Kreislauf-Systems nichts entgegen. In jedem Fall sind dabei jedoch größere Temperaturschwankungen – ohne ein langsames Abkühlen – mit Sprüngen in das Tauchbecken zu vermeiden.

Bei nicht ausreichend behandelter Herzschwäche, unzureichend therapierten Rhythmusstörungen, nicht gut eingestelltem Bluthochdruck sowie Infekten sollten Sie von einem Saunabesuch unbedingt Abstand nehmen. Verzichten Sie auch auf einen Saunabesuch, wenn Sie sich nicht wohl fühlen.

Es ist generell ratsam, nach der Operation mit Ihrem Hausarzt zu besprechen, ob und wann Sie wieder in die Sauna gehen können.

Sind die Ergebnisse verschiedener Herzkliniken für den Patienten einsehbar?

In einigen Bundesstaaten der Vereinigten Staaten sind die Herzzentren durch den Gesetzgeber verpflichtet, jährlich ihre Ergebnisse zu veröffentlichen. Diese Zahlen sind für jedermann einsehbar; und zum Teil wird damit sogar um Patienten geworben.

In Deutschland ist das Werben um Patienten nicht erlaubt. Jedoch sollte der Patient die Möglichkeit besitzen, sich über das Operationsspektrum und die Ergebnisse der verschiedenen Kliniken zu informieren. Auch die Krankenkassen streben eine zunehmende Einsicht in die medizinischen Daten der Krankenhäuser für den Patienten an.

In unserer Klinik, dem Herzzentrum Lahr/Baden, wird diesbezüglich ein Jahresbericht erstellt und veröffentlicht. Dieser ist im Internet unter www.heart-lahr.com einsehbar bzw. auf Antrage in der Klinik erhältlich. Anliegen des Jahresberichtes ist es, interessierte Patienten, die Angehörigen, die einweisenden Kollegen wie auch die Versicherungsträger über die erzielten Leistungen zu informieren. Hier werden die Klinikphilosophie, die Qualitätssicherung, die medizinischen Zielsetzungen und natürlich auch die Auswertung der chirurgischen Ergebnisse offengelegt.

Um eine größtmögliche Offenheit der chirurgischen Ergebnisse gegenüber Patienten, den einweisenden Kollegen und den Krankenkassen zu gewährleisten, wird seit Beginn unserer Kliniktätigkeit der Operationsbericht zusammen mit einem kurzen Bericht über den Verlauf am Operationstag an den einweisenden Kollegen versandt.

Unsere Informationspolitik stellt eine freiwillige Leistung dar, die derzeit in dieser Form nach unserer Kenntnis in der Bundesrepublik einmalig ist. Natürlich ist es aufgrund der Unterschiedlichkeit von Patientengruppen ausgesprochen schwierig, vielleicht sogar unmöglich, die Daten über Ergebnisse, Sterblichkeit und Komplikationen herzchirurgischer Leistungen von Klinik zu Klinik zu vergleichen.

Wir hoffen, dass unserem Beispiel der Transparenzerhöhung bezüglich der herzchirurgischen Ergebnisse weitere Herzzentren folgen werden.

Glossar

absteigende Aorta siehe Aorta descendens

Adventitia äußere Schicht der Schlagaderwand, setzt sich aus Bindegewebe und elastischen Fasern zusammen und enthält die Schlagader ernährende Blutgefäße sowie Nerven

Aggregat Schrittmachergehäuse

AIDS („acquired immuno-deficiency syndrome") durch das HIV-Virus erworbene Abwehrschwäche des Körpers gegenüber Krankheiten

akut plötzlich auftretend

Anamnese Krankengeschichte

Anastomose Nahtverbindungen z. B. zwischen zwei Gefäßenden oder zwischen einem Gefäßende und einer Rohrprothese

Anastomosenaneurysma in seltenen Fällen Bildung eines Aneurysmas im Bereich der Nahtverbindung zwischen der Aorta und der Prothese nach einer Aortenoperation

Aneurysma (Mehrzahl: Aneurysmen) krankhafte Erweiterung, hier Erweiterung der Aorta (= Aortenaneurysma)

Aneurysma, falsches Durch ein Loch in der Aortenwand, z. B. verursacht durch ein Trauma, tritt Blut aus und bildet einen Bluterguss. Das umliegende Gewebe reagiert auf den Bluterguss und kapselt ihn praktisch ab, so dass die Wand dieser Aneurysmen keine Wandschichten der Aorta enthält

Aneurysma, fusiformes Erweiterung der gesamten Zirkumferenz des Aneurysmas

Aneurysma, sacciformes asymmetrische sackförmige Erweiterung des Aneurysmas

Aneurysma, wahres aus allen drei Schichten bestehende Erweiterung der Aortenwand

Angiographie Gefäßdarstellung mit Kontrastmittel

Anschlussheilbehandlung (AHB) Die AHB ermöglicht es den Patienten, sich nach der Operation rasch wieder wohlzufühlen und erleichtert den Weg zurück in den Alltag

antegrad in Richtung des normalen Blutflusses

Antibiotikum (Mehrzahl Antibiotika) Medikament, das eine hemmende oder abtötende Wirkung auf die Bakterien ausübt

Antikoagulantien blutverdünnende Medikamente zur *Antikoagulierung*

Antikoagulation Hemmung der Blutgerinnung mit Hilfe von Medikamenten, so dass sich z. B. keine Blutgerinnsel bilden können

Antikoagulierung Blutverdünnung, d. h. Verlängerung der Zeit, bis das Blut gerinnt

Aorta Hauptschlagader, die das Blut aus dem Herzen in den Körper leitet

Aorta abdominalis Bauchaorta; Teil der Aorta, der im Bauchraum verläuft

Aorta ascendens aufsteigende Aorta, Teil der Aorta, der sich zwischen dem Herzen und dem Aortenbogen befindet

Aorta descendens absteigende Aorta, die entlang der Wirbelsäule zum Zwerchfell läuft

Aortenaneurysma krankhafte Erweiterung der Hauptschlagader

Aortenbogen Im Anschluss an die aufsteigende Aorta krümmt sich die Aorta als Aortenbogen nach links hinten; Teil der Aorta, der zwischen der aufsteigenden und der absteigenden Aorta liegt

Aortenisthmus Ende des Aortenbogens, das sich etwas verjüngt

Aortenklappe Auslassventil zwischen der linken Hauptkammer und der Hauptschlagader, das ein Zurückflie-

ßen von Blut in die linke Hauptkammer verhindert

Aortenklappenersatz Ersatz der kranken Aortenklappe durch eine mechanische oder biologische Herzklappenprothese

Aortenklappenrekonstruktion Reparatur der kranken Aortenklappe

Aortenklappenrekonstruktion nach David Rekonstruktionsmöglichkeit (Reparatur) der Aortenwurzel und Ersatz der Aorta ascendens mittels einer Rohrprothese, wobei die patienteneigene Herzklappe in einer Rohrprothese verankert wird

Aortenklappenrekonstruktion nach Yacoub Rekonstruktionsmöglichkeit (Reparatur) der Aortenwurzel und Ersatz der Aorta ascendens mittels einer Rohrprothese, wobei die freipräparierte Aortenklappe in eine entsprechend ausgeschnittene Rohrprothese genäht wird

Aorten(klappen)insuffizienz Schlussundichtigkeit der Aortenklappe

Aorten(klappen)stenose Verengung der Aortenklappe

Aortenraffung Operationen einer erweiterten Aorta ascendens; ein Teil der erweiterten Aortenwand wird herausgeschnitten und die Aorta anschließend wieder zusammengenäht

Aortenruptur Aortenriss

Aortenwurzel Ursprung der Aorta aus dem Herzen einschließlich der Aortenklappe

Apoplex Schlaganfall

Arcus aortae siehe Aortenbogen

Arrosion „Annagen", „Anfressen" z. B. von Gefäßwänden

Arteria Adamkiewicz Schlagader, die meist aus der absteigenden Aorta auf Höhe des 9. bis 12. Brustwirbels entspringt, gelegentlich aber auch etwas darüber oder darunter. Sie ist wichtig für die Versorgung des Rückenmarks mit Blut

Arteria carotis communis Halsschlagader

Arteria femoralis siehe Leistenschlagader

Arteria iliaca communis Beckenarterie

Arteria iliaca externa siehe Beckenarterie, äußere

Arteria iliaca interna siehe Beckenarterie, innere

Arteria mesenterica inferior, untere siehe Gekröseschlagader, untere

Arteria mesenterica superior siehe Gekröseschlagader, obere

Arteria ovarica rechte und linke Eierstockarterie; entspringen aus der Bauchaorta

Arteria renalis rechte und linke Nierenarterie; entspringen aus der Bauchaorta

Arteria subclavia Schlüsselbeinschlagader

Arteria suprarenalis rechte und linke Nebennierenarterie; entspringen aus der Bauchaorta

Arteria testicularis rechte und linke Hodenarterie; entspringen aus der Bauchaorta

Arterie Schlagader. Schlagadern führen immer Blut aus dem Herzen in den Körper

Arteriosklerose Verkalkung der Schlagadern

arteriosklerotisch durch Arteriosklerose verändert, siehe Arteriesklerose

Asystolie keine herzeigene elektrische Aktivität, d. h. das Herz steht still

Atelektasen kollabierte, d. h. nicht belüftete Lungenabschnitte

atrioventrikulärer Block (abgekürzt AV-Block) Überleitungsstörung der elektrischen Erregung des Herzens von den Vorhöfen auf die Hauptkammern

Atrioventrikular-Knoten (AV-Knoten) elektrische Schaltstation zwischen Vorhöfen und Hauptkammern

Atrium Vorhof, Sammelstelle für Blut, das aus dem Körper zurück zum Herzen kommt

aufsteigende Aorta siehe Aorta ascendens

Auskultation Abhören der Herzklappengeräusche

Auskultieren abhören z. B. von Herzgeräuschen mit dem Stethoskop („Hörrohr" des Arztes) an bestimmten Punkten des Brustkorbes

Auswurffraktion Die Auswurffraktion ist die Blutmenge, die die linke Herzkammer während der Systole auswirft. Normalerweise sind dies

55–80% des Blutes der linken Herzkammer. Die Auswurffraktion dient zur Beurteilung der Leistungsfähigkeit des Herzens. Sie wird auch nach dem englischen Begriff „ejection fraction" abgekürzt als EF bezeichnet

autologe Herzklappe körpereigene Herzklappe, wie man sie z. B. bei der *Ross-Operation* verwendet

bakterielle Endokarditis Herzinnenhautentzündung durch Bakterien

Ballondilatation der Herzkranzarterien (= PTCA „percutaneous transluminal coronary angioplasty"). Aufdehnung verengter Herzkranzarterien. Man benutzt dazu einen dünnen, feinen Plastikschlauch (Katheter), an dessen Ende sich ein aufblasbarer Ballon befindet. Ist der Ballon in der Gefäßenge, wird er aufgeblasen und damit die Verengung der Herzkranzarterie geweitet

Ballonpumpe (auch **intraaortale Ballonpumpe, abgekürzt IABP**) mechanisches Unterstützungssystem, das die Herzdurchblutung fördert und die Herzarbeit erleichtert

Bauchaorta siehe Aorta abdominalis

Bauchaortenaneurysma, infrarenales Bauchaortenaneurysma, das unterhalb der Nierenarterien beginnt

Bauchaortenaneurysma, suprarenales Bauchaortenaneurysma, das oberhalb der Nierenarterien beginnt

Beckenarterien rechte und linke Arteria iliaca communis; teilen sich jeweils in eine innere *(Arteria iliaca*

interna) und eine äußere Beckenarterie *(Arteria iliaca externa)*

Beckenarterie, äußere Die rechte und linke Arteria iliaca externa übernehmen die Blutversorgung des rechten und linken Beines

Beckenarterie, innere Die rechte und linke Arteria iliaca interna versorgen den unteren Teil des Beckens (das kleine Becken) einschließlich der sich dort befindenden Eingeweide, z. B. die Blase

Beinvenenthrombose, tiefe Gerinnsel, die sich in den tiefen Beinvenen bilden und besonders leicht nach Operationen entstehen

Betablocker blutdrucksenkendes Medikament, das die Pumpkraft des Herzens und die Herzfrequenz, d. h. den Pulsschlag, verringert

Bifurkation Gabelung, z. B. Verzweigung der Bauchaorta in die rechte und linke Beckenschlagader

bikuspid aus zwei Segeln bestehend

biologische Herzklappenprothese Prothese aus tierischem oder menschlichem Gewebe. Dabei gibt es drei Varianten: 1. Verwendung der ganzen Herzklappe, 2. Verwendung der Klappensegel, die dann auf ein Gerüst aufgezogen werden, 3. Verwendung von Herzbeutelgewebe, aus dem neue Klappensegel konstruiert werden

Bioprothese *biologische Herzklappe(nprothese)*

Brustaorta siehe thorakale Aorta

Bypasschirurgie Überbrückung der Blutversorgung von verengten Herzkranzschlagadern durch „Umgehungsleitungen" (Bypasses)

Bypasses Umgehungsleitungen für verengte Herzkranzschlagadern. Als Bypasses können z. B. Venen aus dem Bein, die Speichenschlagader aus dem Unterarm oder eine Schlagader, die unterhalb des Brustbeins verläuft, die so genannte Brustwandschlagader, verwendet werden

Cellsaver Saugersystem, dass das aus dem Operationsfeld gesaugte Blut auffangen und aufbereiten kann, so dass es dem Patienten wieder zurück gegeben werden kann

chronisch lang bestehend

Cingulum Brustkorbbandage

„Clamp-and-sew-Technik" (Klemmen-und-Nähen-Technik) Ersatz der kranken Aorta nur durch Ausklemmen der Aorta vor dem kranken Aortenbereich aus dem Blutfluss ohne Einsatz kreislaufunterstützender Systeme

Composite siehe *Conduit*

Computertomographie (CT) scheibchenweises Röntgen der betreffenden Körperregion

Conduit (synonym: Composite) Herzklappenprothese, an deren Nahtring sich ein Stück einer Rohrprothese befindet, so dass Aortenklappe und Aorta gleichzeitig ersetzt werden

Defibrillation nicht mit dem Herzrhythmus synchronisierter elektrischer Stromstoß zur Unterbrechung von schnellen Kammerrhythmusstörungen

Diabetes mellitus Blutzuckerkrankheit

Diagnose Erkennung und Benennung einer Krankheit

Diapedese Austritt von roten Blutkörperchen durch die Gefäßwand

Diastole Erschlaffungsphase des Herzens

Dilatation Erweiterung

Dilatator Kunststoffhülse zur Dehnung des Gewebes

dilatieren erweitern

Dissektion Durch einen Riss in der Gefäßwand sucht sich das Blut seinen Weg innerhalb der Wandschichten der Aortenwand

Dissektion, akute umfasst die ersten 14 Tage nach der Dissektion Dissektion

Dissektion, chronische Zwei Monate nach der stattgehabten Dissektion spricht man von einer chronischen Dissektion

Dissektion, subakute umfasst die ersten zwei Monate nach der Dissektion

Dissektionsmembran, abgelöste Aortenintima bzw. Aortenmedia; Teil der Aortenwand, der das wahre vom falschen Lumen trennt

Doppel-Kippscheibenprothese mechanische Kunstprothese, deren Ventilfunktion durch zwei Flügel erzielt wird, die in der Mitte des Klappenrings symmetrisch aufgehängt sind

Doppleruntersuchung spezielle Ultraschalluntersuchung für Gefäße

Dressler-Syndrom (Postkardiotomiesyndrom) immunologische Reizung des Herzbeutels in der frühen Phase nach der Operation

Durchgangssyndrom Störungen des psychischen Befindens nach der Herzoperation (z. B. im Sinne von Desorientiertheit und Verwirrtheit). Bei 98% der Patienten nach kurzer Zeit rückläufig

Dyspnoe Luftnot

Echokardiographie Ultraschalluntersuchung des Herzens

Ehlers-Danlos-Syndrom erblich bedingte Bindegewebserkrankung verursacht durch ein defektes Bindegewebseiweiß, das Kollagen

Einkammersystem Schrittmachersystem mit nur einer Schrittmachersonde, deren Ende im rechten Herzen entweder im Vorhof oder in der Hauptkammer liegt

Einzel-Kippscheibenprothese mechanische Kunstprothese, deren Ventilfunktion durch einen Klappenflügel (kreisrunde Scheibe) erzielt wird, der asymmetrisch, je nach Klappenmodell durch unterschiedliche Konstruktionen, im Klappenring verankert wird

„ejection fraction" siehe *Auswurffraktion*

EKG (Elektrokardiogramm) Das EKG misst die elektrische Aktivität des Herzens. Das *Ruhe-EKG* wird im Liegen registriert

„Elephant-trunk-Technik" („Elefantenrüssel-Technik") zweizeitiger Eingriff, bei dem zunächst der Aortenbogen und in einer zweiten Operation zu einem späteren Zeitpunkt die Aorta descendens ersetzt wird

Elektroenzephalogramm (EEG) Messung der elektrischen Gehirnströme und -aktivität

Embolie Verstopfung von Schlagadern durch kleine Teilchen, z. B. Kalkteilchen oder Blutgerinnsel, die sich von ihrem Ort der Entstehung lösen und mit dem Blutstrom weggeschwemmt werden können. Diese losgelösten Teilchen bezeichnet man auch als Emboli

Endokard Herzinnenhaut

Endokarditis Herzinnenhautentzündung

Endokarditisprophylaxe vorbeugende Gabe von Antibiotika im Rahmen ärztlicher oder zahnärztlicher Eingriffe mit dem Ziel zu verhindern, dass Bakterien, die in die Blutbahn gelangen, z. B. erkrankte oder implantierte Herzklappen befallen oder eine Herzinnenhautentzündung (Endokarditis) auslösen

Endoleak Anhaltender Blutfluss außerhalb der Endoprothese und der erkrankten Aortenwand. Zu Endoleaks kann es kommen, wenn die Enden der Endoprothese nicht mit der Aortenwand abdichten oder aus Gefäßabgängen im Bereich der ausgeschalteten Aorta Blut dorthin zurückfließt

Endoprothese mit synthetischem Gewebe überzogenes Drahtgeflecht; siehe auch endovaskuläre Therapie

endovaskuläre Therapie Über die Leistenschlagader wird ein mit synthetischem Gewebe überzogenes Drahtgeflecht *(Endoprothese)* bis in den Aneurysmabereich vorgeschoben und entfaltet. Dadurch wird das Aueurysma ausgeschaltet

Entry Blutdurchtrittsstelle in die Gefäßwand bei Dissektionen

Erguss Ansammlung von Flüssigkeit in Körperhöhlen

explantieren entfernen, herausschneiden

Extubation Entfernung des Beatmungsschlauches, der Patient atmet nun selbst

Fahrradergometer Spezialfahrrad zur Austestung der Belastbarkeit von Patienten unter Kontrolle des EKG und der Kreislaufparameter, z. B. beim Belastungs-EKG

Fensterungsoperation (Fenestration) Herstellung einer Verbindung zwischen dem wahren und dem falschen Lumen der Aorta bei Durchblutungsstörungen im Rahmen von Dissektionen

Gehirnperfusion Gehirndurchströmung

Gehirnperfusion, (selektive) antegrade Während des Kreislaufstillstands wird das Gehirn über Katheter oder Kanülen in den Abgängen der Kopf- und Armschlagern in Richtung des sonst normalen Blutstroms durchblutet

Gehirnperfusion, (selektive) retrograde Während des Kreislaufstillstands wird das Gehirn über einen Katheter oder eine Kanüle in der oberen Hohlvene entgegengesetzt des sonst normalen Blutflusses durchblutet

Gehirnprotektion Maßnahmen zum Schutze des Gehirns während des Kreislaufstillstands, wie z. B. Gehirnperfusion und Kühlung des Patienten

Gekröseschlagader, obere (Arteria mesenterica superior) Abgang der Bauchaorta; versorgt den Dünndarm und einen Teil des Dickdarms mit Blut

Gekröseschlagader, untere (Arteria mesenterica inferior) Abgang der Bauchaorta; versorgt den nicht von der oberen Gekröseschlagader versorgten Teil des Dickdarms sowie den Enddarm mit Blut

Gerinnungsfaktoren Substanzen, die die Gerinnungsfähigkeit des Blutes erhöhen

Gerinnungsselbstkontrolle erlaubt dem Patienten die Gerinnungsfähigkeit des Blutes unter Marcumar-Therapie selbst zu bestimmen und danach entsprechend das Marcumar zu dosieren

gerüstlose ("stentless") Herzklappenprothese besitzt kein Gerüst, der Nahtring zum Einnähen der Herzklappenprothese besteht aus synthetischem Gewebe

gerüsttragende ("gestentete") Herzklappenprothese biologische Herzklappe, deren tierisches Gewebe oder Herzklappensegel auf ein Gerüst aus Kunststoff (im Fachjargon als *Stent* bezeichnet) aufgenäht werden

„Graft-inclusion-Technik" (Protheseneinschlusstechnik) Zum Schutze der Prothese kann die längsaufgeschnittene kranke Aortenwand wieder über der Prothese zugenäht werden

Hämatom Bluterguss

Hämoglobin Blutfarbstoff

Hämolyse Zerfall der roten Blutkörperchen

Heparin blutverdünnendes Medikament

Hepatitis infektiöse Leberentzündung

Herzbeuteltamponade Ansammlung einer großen Flüssigkeitsmenge, z.B. Blut, im Herzbeutel mit entsprechend ausgeprägter Kreislaufdepression

Herzfrequenz Pulsschlag pro Minute

Herzinfarkt (Myokardinfarkt) Untergang von Herzmuskelgewebe infolge einer Blutminderversorgung

Herzkatheteruntersuchung röntgenologische Kontrastmitteldarstellung der Herzkranzarterien in Form eines Filmes, eines Videos oder einer CD

Herzklappenersatz Ersatz einer erkrankten Herzklappe durch eine mechanische oder biologische Herzklappenprothese

Herzklappenprothese Herzklappe aus künstlichem oder biologischem Material

Herzkranzarterien Schlagadern, die das Herz mit Blut versorgen

Herz-Lungen-Maschine übernimmt während der Herzoperation die Funktion von Herz und Lunge

Herzstillstand Ruhigstellung des Herzens mit einer speziellen Lösung (Kardioplegie), d.h. das Herz schlägt nicht mehr. Während dieser Phase übernimmt die Herz-Lungen-Maschine die Funktion von Herz und Lunge

Herzzeitvolumen (abgekürzt HZV) Blutmenge, die das Herz pro Minute durch den Körper pumpt. Bei einem gesunden, ruhenden Menschen beträgt sie 4,5–5 Liter pro Minute

HIV „human immunodeficiency virus", überträgt AIDS

Hohlvenen große Venen, die das Blut zum Herzen leiten. Eine Hohlvene tritt von oben (‚Vena cava superior') und eine von unten (‚Vena cava inferior') in den rechten Vorhof ein

Homograft Herzklappe eines verstorbenen Menschen (Organspenders)

Hosenprothese siehe Y-Prothese

Hypothermie, tiefe Senkung der Körpertemperatur des Patienten auf 28 bis 18 °C und teilweise noch darunter

Ikterus Gelbsucht

Ileus Darmverschluss

Implantation Einpflanzung

Infektion Entzündung

infundieren Einfließenlassen von Flüssigkeit in eine Vene durch einen dünnen Plastikkatheter

Interkostalarterien Zwischenrippenarterien aus der Brustaorta, die die Zwischenräume der Rippen versorgen

International Normalized Ratio (abgekürzt INR) im Blut bestimmter Wert, der eine Aussage über das Ausmaß der gerinnungshemmenden Wirkung von blutverdünnenden Medikamenten erlaubt

Intima dünne Gefäßinnenhaut der Schlagaderwand

Jet Blutstrahl durch eine verengte Aortenklappe, der im Laufe der Zeit eine Erweiterung der Aorta im Bereich der Aortenwand bewirkt, auf den er auftritt. Diese Erweiterung bezeichnet man auch als poststenotische Dilatation

Kapillaren kleinste, mit bloßem Auge nicht mehr erkennbare Endausläufer der *Arterien*, auf deren Ebene der Sauerstoff- und Nährstoffaustausch in die Organe und Gewebe stattfindet

kardioplegische Lösung siehe Kardioplegie

Kardioplegie künstliche Ruhigstellung des Herzens mittels kaliumhaltiger Schutzlösung

Kardiotechniker sind für die Herz-Lungen-Maschine verantwortlich und „fahren", d. h. bedienen diese während der Operation

Kardioversion Rhythmisierung des Herzens durch einen zum Pulsschlag synchronisierten Stromschlag

Katheter Kunststoffschläuchlein

Kernspintomographie (MRT) schichtweise Darstellung der betreffenden Körperregion, verwendet als bildgebendes Verfahren Magnetfelder

Klappenleck siehe *Leck*

Knöchelödeme geschwollene Knöchel durch Wassereinlagerung

koaptieren Aneinanderlegen von Herzklappensegeln beim Klappenschluss

Kommissuren der Aortenklappe Aufhängung der Aortenklappensegel

Kontraktion Zusammenziehen des Herzens

Koronarangiographie Darstellung der Herzkranzarterien mit Kontrastmittel

Koronararterien Herzkranzarterien, die den Herzmuskel mit Blut versorgen

Koronare Herzerkrankung Durchblutungsstörung des Herzens durch Verengung der Herzkranzschlagadern

Kreislaufstillstand Nach Kühlung des Patienten auf eine Körpertemperatur von 28–18 °C mit der Herz-Lungen-Maschine, wird diese abgestellt, so dass in dieser Phase der Kreislauf weder durch das Herz noch durch die Herz-Lungen-Maschine aufrechterhalten wird. Zum Schutze einzelner Organsysteme können diese über separate Katheter oder Kanülen in dieser Zeit mit Blut oder anderen Lösungen durchströmt werden

kreislaufunterstützende Systeme umfassen in diesem Buch Herz-Lungen-Maschine, Zentrifugal- und Rollerpumpen

Krepitieren Knacken des Brustbeins, z. B. beim Husten

Kunstprothese mechanische Kunstherzklappe aus Metall- oder Carbonlegierung

Leck Undichtigkeit zwischen dem Nahtring der Herzklappenprothese und dem Klappenring des Patienten

Leistenanschluss an die Herz-Lungen-Maschine (femorofemoraler Anschluss) Die arterielle Kanüle liegt in der Leistenschlagader, je nach Kanülentyp und -länge befindet sich ihr Ende noch im Bereich der Leistenschlagader oder in der Bauchaorta

Leistenschlagader Arteria femoralis; Fortsetzung der äußeren Beckenarterie nach dem Durchtritt unter dem Leistenband, sie übernimmt die Blutversorgung des Beins

Leriche-Syndrom Verstopfung des Endstückes der Bauchaorta durch ein Blutgerinnsel im Bereich der Aufteilung in die Beckengefäße durch verlegt

Linksherzkatheter („großer" Herzkatheter) röntgenologische Kontrastmitteldarstellung der linken Herzhöhlen sowie der Herzkranzarterien, außerdem (Blut-)Druckmessung in den linken Herzhöhlen und in der Aorta

lokal örtlich

Low-cardiac-output-Syndrom Zustand, in dem das Herz zu schwach ist, um den Kreislauf ohne Hilfe von Medikamenten oder Unterstützungssystemen aufrecht zuerhalten

Luftembolie Verschleppung von Luft in den Kreislauf mit Verstopfen von Blutgefäßen durch die Luft

Lumen, falsches zweiter Blutflusskanal; entsteht bei einer Dissektion durch das Blut, das sich innerhalb Gefäßwandschichten weiterwühlt

Lumen, wahres natürlicher Weg des Blutes durch das Gefäßinnere

Lungenembolie Verstopfung einer Lungenarterie durch Blutgerinnsel, die meist aus den Beinvenen im Rahmen einer tiefen Beinvenenthrombose in die Lungenstrombahn geschwemmt werden

Lungenfunktionstest Untersuchung zur Erkennung verschiedener Lungenerkrankungen und deren Ausmaß

Lungenödem Ansammlung von zuviel Flüssigkeit im Lungengewebe

Marfan-Syndrom erblich bedingte Bindegewebserkrankung verursacht durch ein defektes Bindegewebseiweiß, das Fibrillin

Marcumar Medikament, das die Blutgerinnung verlängert

Media mittlere Schicht der Schlagaderwand, bestehend aus Muskelzellen und elastischen Fasern

Mediastinum Raum des Brustkorbs, in dem das Herz liegt

Membran feines Häutchen

Mikroembolien Verschluss kleinster Blutgefäße durch meist zahlreich im Blut zirkulierende kleine Teilchen, z. B. Blutgerinnsel oder Kalkteilchen

Mobilisation Aufstehen und Laufen unter fachlicher Anleitung nach der Operation

Myokard Herzmuskel („myo" = Muskulatur und „kard" = Herz)

„neck" (Hals des Aneurysmas) sich dem Aneurysma anschließender gesunder Teil der Aorta

Neurologe Facharzt für Nervenheilkunde

Obstipation Verstopfung

Ödeme krankhafte Wasserauslagerungen in Körpergewebe (z. B. Beinödeme)

Ösophagus Speiseröhre

Operation, elektive planbare Operation; demgegenüber stehen Notfalloperationen, die sofort durchgeführt werden müssen

Oxygenator Gerät zur Anreicherung des Blutes mit Sauerstoff z. B. in der Herz-Lungen-Maschine (eine künstliche Lunge)

perfundieren durchströmen

Perikard Herzbeutel, umgibt das Herz

Perikarderguss Ansammlung von Flüssigkeit im Herzbeutel

Perikarditis Herzbeutelentzündung

Pleura Lungenfell, das die Lungen überzieht

Pleuraerguss Ansammlung von Flüssigkeit in der Pleurahöhle, entsprechend der Flüssigkeitsmenge kommt es zur Ausdehnung des Spaltes zwischen der Lunge und der Brustkorbwand

Pleurahöhle normalerweise ein nur mit wenig Flüssigkeit gefüllter Spalt zwischen der Lunge und der Brustkorbwand

Pneumonie Lungenentzündung

poststenotische Dilatation siehe Jet

Prognose Vorhersage eines zukünftigen Krankheitsverlaufs

Protamin Medikament, das der blutverdünnenden Wirkung von Heparin entgegenwirkt

Pulmonalarterie Lungenschlagader („pulmo" = Lunge)

Quick-Wert im Blut bestimmter Wert, der eine Aussage über das Ausmaß der gerinnungshemmenden Wirkung von blutverdünnenden Medikamenten erlaubt

Reentry Wiedereintrittsstelle; das Blut verlässt bei Dissektionen das falsche Lumen wieder, um sich wieder mit dem Blutfluss im wahren Lumen zu vereinigen

Rehabilitation Anschlussheilbehandlung nach dem Krankenhausaufenthalt

reimplantieren wiedereinpflanzen

Reizleitungssystem eigenes elektrisches Netzwerk des Herzens

Rekonstruktion „Reparatur" einer erkrankten Herzklappe

retrograd entgegengesetzt der Richtung des normalen Blutflusses

Retroperitonealraum Raum, der zwischen dem durch das Bauchfell abgegrenzten Bauchraum und der Wirbelsäule liegt. Hier verlaufen die Aorta und die untere Hohlvene

Risikoscore Zahlenwert zur Vorhersage von Komplikationen. Durch Addition von Risikopunkten kann für jeden Patienten sein individuelles Operationsrisiko errechnet werden

Rohrprothese Rohr aus synthetischem Gewebe zum Ersatz von Gefäßen

Rollerpumpe Blutpumpe

rupturieren reißen

Ruptur Riss

Ruptur, gedeckte die Ruptur wird durch umliegendes Gewebe abgeriegelt

Schenkelarterie siehe Leistenschlagader

Schrittmacher gibt dem Herzen einen elektrischen Impuls zur Auslösung eines Herzschlages, wenn die Anzahl der eigenen Herzschläge (Puls) zu gering ist

Schrittmachersonde (Schrittmacherelektrode) Kabel, das elektrische Reize vom Schrittmachergehäuse auf das Herz überträgt und umgekehrt, wobei ein Ende des Kabels im Herzen verankert und das andere an das Schrittmachergehäuse angeschlossen wird

Segelklappe Herzklappe, die den Vorhof von der Hauptkammer trennt.

Im linken Herzen bezeichnet man sie als *Mitralklappe* und im rechten Herzen als *Trikuspidalklappe*

sensorisch evozierte Potenziale Kontrolle der Reaktionen im EEG auf die Auslösung bestimmter Reize

Sepsis lebensbedrohliche generalisierte Infektion

Septische Embolie Verstreuung vieler kleiner Teilchen der Bakterienklümpchen eines Entzündungsherds, z. B. einer Herzinnenhautentzündung, in den Körper

Septum Herzscheidewand

Sinus sogenannte Ausbuchtungen der Aortenwand oberhalb der Aortenklappensegel

Sinus coronarius Mündung der großen Herzvene in den rechten Vorhof

Sinusknoten körpereigener Schrittmacher des Herzens an der Mündungsstelle der oberen Hohlvene

Sinusrhythmus normaler, regelmäßiger Herzschlag

Spiralcomputertomographie (Spiral-CT) nicht scheibchenweises, sondern spiraliges Röntgen, so dass eine zweidimensionale Darstellung möglich ist

Standardanschluss an die Herz-Lungen-Maschine Die arterielle Kanüle liegt in der Aorta ascendens oder im Anfangsbereich des Aortenbogens, eine venöse Kanüle liegt im rechten Vorhof oder alternativ jeweils eine venöse Kanüle in der oberen und unteren Hohlvene

Stenose Verengung

stenotisch verengt

Stent einer Herzklappe Gerüst, auf das eine tierische Herzklappe aufgezogen ist

Sternum Brustbein

Stethoskop „Hörrohr" für den Arzt zum Abhören von Geräuschen, die z. B. von den Herzklappen verursacht werden

Subcoronary-Technik Einpflanzungstechnik (Implantationstechnik) für gerüstlose Bioprothesen

Symptome Beschwerden im Rahmen einer Erkrankung

Synkope anfallsweise Bewusstlosigkeit

Systole Blutaustreibungsphase (Phase der Ventrikelkontraktion)

Taschenklappe Herzklappe, die den Ausflusstrakt der Hauptkammer von der Aorta (*Aortenklappe*) oder von der Lungenschlagader (*Pulmonalklappe*) trennt

thorakale Aorta Brustaorta; Abschnitt der Aorta, der sich in der Brusthöhle befindet, schließt die Aorta ascendens, den Aortenbogen und die Aorta descendens ein

Thromboembolie *Embolie* durch einen in den Kreislauf verschleppten Thrombus (Blutpropf)

Thrombogenität Neigung zur Blutgerinnselbildung

Thrombosierung Gerinnselbildung

Total-root-Technik Einpflanzungstechnik (Implantationstechnik) für gerüstlose Bioprothesen

Trachea Luftröhre

Transösophageale Echokardiographie (TEE) Echokardiographie, bei der die Ultraschallsonde geschluckt wird. Diese Untersuchung erlaubt es, das Herz von Speiseröhre und Magen aus darzustellen. Man spricht deswegen auch von einem „Schluckecho"

Triflo Atemtherapiegerät mit drei Bällen in miteinander verbundenen Kunststoffsäulen

Trikuspidalklappe (Dreizipfelklappe) Ventilsystem, das aus drei Segelklappen besteht und sich zwischen dem rechten Vorhof und der rechten Hauptkammer befindet

Tubus schlauchartige Kunststoffröhre zur Beatmung

Truncus brachiocephalicus gemeinsamer Abgang der rechten Schlüsselbein- und Halsschlagader aus dem Aortenbogen; markiert den Beginn des Aortenbogens

Truncus coeliacus kurzer Stamm, der unterhalb des Zwerchfells aus der Aorta tritt und sich in drei weitere Schlagadern aufteilt; die Magenarterie, die Leberarterie und die Milzarterie

Typ-A-Dissektion Klassifikation der Dissektion mit dem Entry im Bereich der Aorta ascendens. Eine Sonderform stellen Dissektionen dar, die das Entry im Bereich der Aorta descendens haben und sich von dort aus bis in die Aorta ascendens fortsetzen. Diese Dissektionen werden dann unabhängig vom Ort ihrer Entstehung als Typ A bezeichnet, da die Aorta ascendens mit in die Dissektion einbezogen ist

Typ-B-Dissektion Klassifikation der Dissektion mit dem Entry im Bereich der Aorta descendens

Ummantelung nach einer Aortenraffung kann mit einer längs aufgeschnittenen Rohrprothese das geraffte Aortenstück straff ummantelt und dadurch verstärkt werden

Vasodilatoren blutdrucksenkende Medikamente, die die Schlagadern weitstellen

Venen Gefäße, die Blut zum Herzen zurückbringen

Venenkatheter dünne Plastikkanülen in den Venen

Ventrikel Herzhauptkammer

Vorhofflimmern/Vorhofflattern schnelle Vorhofrhythmusstörungen

Xenograft Herzklappe eines Tieres

Y-Prothese Prothese, bei der an das untere Ende einer Rohrprothese zwei kleinere Rohrprothesen angefügt sind, dadurch sieht sie aus wie eine „Hose" und wird auch „Hosenprothese" genannt

Zentrifugalpumpe Blutpumpe

Zweikammersystem Schrittmachersystem mit zwei Schrittmachersonden, von denen eine im rechten Vorhof und die andere in der rechten Hauptkammer liegt

Zwerchfellhochstand (Phrenikusparese) Folge der Lähmung des Nervens, der zum Zwerchfell zieht

Zwischenrippenarterien siehe Interkostalarterien

Druck: Krips bv, Meppel, Niederlande
Verarbeitung: Stürtz, Würzburg, Deutschland

Printed in the United States
By Bookmasters